Jutta König

Pflegedokumentation im Krankenhaus – gewusst wie

2., aktualisierte Auflage

PFLEGE PRAXIS

Schnell, sicher und effizient dokumentieren

schlütersche

Jutta König ist Wirtschaftsdiplom-Betriebswirtin Gesundheit (VWA) und Sachverständige bei verschiedenen Sozialgerichten im Bundesgebiet. Sie unterrichtet Pflegesachverständige und Pflegeberater, arbeitet als Unternehmensberaterin und Dozentin in den Bereichen SGB XI, SGB V, Heim- und Betreuungsrecht. Sie ist examinierte Altenpflegerin, Pflegedienst- und Heimleitung.

»Findet ihr, daß es euch unterstützt, wenn ihr euch das Alles mit Bleistift aufzeichnet, so unterläßt es ja nicht.«

NIGHTINGALE

Die Autorin
Jutta König
Pflege-Prozess-Beratung
Eichendorffweg 10
65205 Wiesbaden

Bibliografische Information der Deutschen Nationalbibliothek
Die Deutsche Nationalbibliothek verzeichnet diese Publikation in der Deutschen Nationalbibliografie; detaillierte bibliografische Daten sind im Internet über http://dnb.de abrufbar.

ISBN 978-3-89993-966-8 (Print)
ISBN 978-3-8426-8941-1 (PDF)
ISBN 978-3-8426-8942-8 (EPUB)

Nachdruck der 2. Auflage von 2018 (PoD)

Reihengestaltung: Groothuis, Lohfert, Consorten, Hamburg
Umschlaggestaltung: Kerker + Baum, Büro für Gestaltung GbR, Hannover
Titelbild: pablocalvog – stock.adobe.com
Satz: PER MEDIEN & MARKETING GmbH, Braunschweig
Druck und Bindung: Customized Business Services GmbH, im Auftrag der Zeitfracht GmbH, Erfurt

INHALT

VORWORT

Die Pflegedokumentation im Krankenhaus ist schon lange Pflicht. Lange? Das ist relativ, denn die Verpflichtung kam erst 1985 mit dem neuen Krankenpflegegesetz. Und mit dieser Verpflichtung zur Dokumentation fing die Verwirrung an:

- Was ist zu dokumentieren?
- Wie ist dies am sinnvollsten zu tun?
- Mit welchem Vordruck gelingt die Dokumentation?
- Wie soll man es allen recht machen?

Sicherlich hat jeder von Ihnen seit der Ausbildung den Spruch im Ohr: »Man steht immer mit einem Bein im Knast.« Ich persönlich kenne allerdings keine Pflegekraft im Knast. Jedenfalls habe ich von keiner gehört, die wegen einer falschen Dokumentation dort sitzt. Aber der Spruch hält sich hartnäckig.

Umso wichtiger ist es mir, die gerade gestellten (und andere) Fragen rund um die Pflegedokumentation im Krankenhaus zu beantworten.

Die Probleme mit der Dokumentation sind allen bekannt. Wie macht man es richtig und wer hat was zu sagen? Wechselt man die Arbeitsstelle oder auch einfach nur die Abteilung, so will die dortige Abteilungsleitung, dass die Dokumentation nun so oder anders geführt wird. Oft bleibt dabei aber offen, wie genau die Dokumentation erfolgen soll. Viele Mitarbeiter hören immer nur »so nicht« – aber wie es richtig ist und warum überhaupt, wird nicht verdeutlicht.

Hinzu kommt, dass viele Pflegende sich fragen, wie sie den Dokumentationsaufwand im alltäglichen Wahnsinn des Stationsablaufs bewältigen sollen. Wann soll die Dokumentation erfolgen? Zu Beginn der Schicht hat man alle Hände voll zu tun, dann ist die Akte unterwegs, weil Ärzte sie nutzen und mit ins Arztzimmer nehmen. Und schließlich geht es auf das Ende des Dienstes zu und man hat noch keine einzige Handlung dokumentiert. Was bleibt, ist klar: vor, während und nach der Übergabe wird auf Teufel komm raus dokumentiert.

Ein weiterer Punkt ist, dass es Zugpferde im Team gibt, die gewillt sind, die Dokumentation zeitnah und korrekt zu erledigen. Aber diese wenigen Mitarbeiter können nicht den gesamten Pflegeprozess abbilden. Außerdem: Wenn sie nicht da sind und der Verlauf im Bericht beispielsweise nicht weitergeführt wird, entstehen Lücken, die niemand mehr schließt. Und diese lückenhafte Dokumentation führt einerseits zu Qualitäts- und Versorgungsproblemen; kann andererseits aber auch finanzielle Nachteile, rechtliche Konsequenzen oder sonstigen Ärger mit sich bringen.

Dieses Buch soll Ihnen als Lektüre und Nachschlagewerk zugleich dienen. Es ist nicht nur für die Gesundheits- und Krankenpflegekräfte unter Ihnen geschrieben, sondern auch für die Leitungskräfte und die Lehrkräfte in den Ausbildungsstätten. Bekanntlich kann man nie zu viel wissen…

Wiesbaden, im Januar 2015 **Jutta König**

1 GRUNDSÄTZE DER DOKUMENTATION

1.1 Die wichtigen W-Fragen

Hand aufs Herz: Wie viel haben Sie zum Thema Pflegedokumentation schon gelesen, gehört und gesehen? Die Dokumentation erscheint einerseits wie eine ungeliebte Routine; andererseits ist sie so unglaublich umfassend, kompliziert und scheint niemanden zufriedenzustellen.

Um es vorweg zu nehmen: Es gibt kein Gesetz, keine Bestimmung oder Verordnung, die die Pflegedokumentation im Krankenhaus eindeutig regelt. Es steht nirgends geschrieben, welcher Vordruck in einer Pflegedokumentation zu sein hat, geschweige denn, wie dieser Vordruck auszufüllen sei oder wie oft.

Fakt ist: Es gibt ein Krankenpflegegesetz und es gibt für Träger von Krankenhäusern die vertragliche Pflicht zur Dokumentation. Danach aber herrscht Wildwuchs. Jeder Krankenhausträger regelt die Flut an Vordrucken, Formularen und Dokumentationsblättern nach eigenem Gutdünken. Da der Träger eine Institution ist und von Menschen geleitet wird, herrscht in jeder Klinik eine andere Meinung zur Pflegedokumentation. Gleiches gilt für die Ausbildungsstätten zur Gesundheits- und Krankenpflege. In Ermangelung klarer Vorgaben macht jede Schule ihr eigenes Ding. Es gibt heute noch Lehrer, die den Auszubildenden die Norton- oder Braden-Skala beibringen, obwohl diese Skalen im Expertenstandard Dekubitusprophylaxe in der Pflege seit Dezember 2010 nicht mehr empfohlen werden.

Es fehlen also oft die eindeutigen Grundlagen und gesetzlichen Regelungen. Die Dokumentationsanforderungen ergeben sich dann aus Versorgungsverträgen oder Abrechnungsgrundlagen. Nicht selten sind die Dokumentationsanforderungen auch lediglich ein Potpourri aus Urteilen der letzten Jahrzehnte.

Die W-Fragen

Die Deutsche Krankenhausgesellschaft (DKG) hat schon Mitte der 1980er Jahre Richtlinien* erstellt, die aufzeigen, was eine Pflegedokumentation beinhalten muss. Die sogenannten »W-Fragen« sollen klären, wer, was, warum, wann, in welcher Form und in welchem Ausmaß angeordnet und/ oder durchgeführt hat.

* Deutsche Krankenhausgesellschaft (1985). Grundsätze für Anforderungen an die patientenbezogene Pflegedokumentation in Krankenhäusern

Doch noch immer hat jeder Verantwortliche seine eigene Meinung zur Dokumentation. Das betrifft Vorgesetzte und Kollegen, den MDK und das Qualitätsmanagement, die Ausbildungsstätten, Fachbuchautoren, Referenten und nicht zuletzt die Hersteller von Dokumentationsformularen und -systemen.

Wer von Ihnen schon einmal die Arbeitsstelle gewechselt hat, weiß, dass jedes Haus seine eigenen Regelungen in Sachen Dokumentation verfolgt. Jeder, der sich mit Kollegen unterhält, die ihre Ausbildung an einer anderen Schule oder einem anderen Krankenhaus gemacht haben, kann meine Aussage bestätigen. Es geht sogar so weit, dass selbst innerhalb eines Krankenhauses die Pflegedokumentationen unterschiedlich geführt wird. Auf Station 1 wird in jeder Schicht dokumentiert, auf Station 2 nur einmal am Tag.

Was macht man nun mit diesen unterschiedlichen Meinungen? Ganz einfach: sie anhören und dann abwägen. Wenn es keine Vorschriften von außen gibt, kann es nur einen geben, der den Kurs vorgibt, die vorgesetzte Person! Allen anderen können Sie zuhören. Aber am Ende des Gesprächs müssen Ihre Fragen lauten: »Wo steht das?« – »Woher kommt das?« – »Wozu ist das gut?« Wenn Ihr Gegenüber darauf keine Antworten hat oder lediglich auf Hörensagen verweist, wissen Sie, woran Sie sind. Auch bei Artikeln oder sonstiger Fachliteratur zum Thema »Dokumentation« sollten Sie achtsam sein. Viele Autoren geben lediglich Ihre Meinung zu dem Thema kund, können aber keine Quellen nennen.

Meinungsfreiheit ist in Deutschland glücklicherweise ein Grundrecht. Ein Problem gibt es nur, wenn die persönliche Meinung Einzelner als die allein gültige Wahrheit verkauft wird. Das gilt für Referenten genauso wie für Qualitätsbeauftragte und Dokumentationshersteller.

Die Pflegedokumentation muss bestimmten Anforderungen genügen und diese will ich Ihnen, gemeinsam mit Tipps zur Umsetzung, im Folgenden aufzeigen.

1.2 Die Dokumentationspflichten der Pflegekräfte im Krankenhaus

»Findet ihr, daß es euch unterstützt, wenn ihr euch das Alles mit Bleistift aufzeichnet, so unterläßt es ja nicht.« (NIGHTINGALE 1860, S. 117)[1]

Vor über 150 Jahren schon machten sich Krankenpflegekräfte Notizen. Auch damals konnte kaum jemand alles behalten, was sich während des Dienstes ereignete. Zwar ermittelte man damals nicht so viele Vitalzeichen, Laborwerte und sonstige Parameter wie heute, dafür versorgte man aber bis zu 40 Patienten allein, in den Lazaretten teilweise mehr.

Wohl niemand, der in der Pflege tätig ist, wird die Wichtigkeit der Pflegedokumentation in Frage stellen. Jeder weiß, dass sie unumgänglich ist. Aber wie weit reicht die Dokumentationspflicht? Was ist wie, wann und in welcher Form zu dokumentieren?

Ein explizites Gesetz, das die Dokumentationsform regelt oder gar Inhalte definiert, existiert nicht. Die Dokumentationspflicht ergibt sich aus allgemeinen Rechtsgrundsätzen und aus der Rechtsprechung, also einzelnen Richtersprüchen. Das wohl richtungsweisendste Urteil erging am 18. März 1986 am Bundesgerichtshof.[2] Hier wurde die Dokumentationspflicht in der Pflege generalisiert. Zudem verpflichten das Gesetz über die Berufe in der Krankenpflege (KrPflG), die Ausbildungs- und Prüfungsverordnung für die Berufe in der Krankenpflege (KrPflAPrV) ebenso zur Dokumentation (und

---

1 Zit. n. Grimm, N. (2010). Die Pflegedokumentation aus Sicht der Pflegekräfte. Eine qualitative Studie. Im Internet: http://edoc.sub.uni-hamburg.de/haw/frontdoor.php?source_opus=1113&la=de [Zugriff am 19.09.2014]

2 Roßbruch, R. (2010). Handbuch des Pflegerechts. Bd.3, C. 46, 5. Neuwied: Luchterhand

sehen diese als Bestandteil der täglichen Arbeit), wie auch das Vertragsrecht in Gestalt des Krankenhausaufnahmevertrags.

Was Gesetze sagen

- § 3 KrPflG: In diesem Paragrafen wird deutlich, was zur Krankenpflege gehört, nämlich die »Erhebung und Feststellung des Pflegebedarfs, Planung, Organisation, Durchführung und Dokumentation der Pflege«
- § 4a KrPflG verpflichtet die zum Examen zugelassenen Pflegenden zu dokumentieren
- § 15 KrPflAPrVO: Die zum Examen Zugelassenen übernehmen »alle anfallenden Aufgaben einer prozessorientierten Pflege einschließlich der Dokumentation«
- § 20a KrPflAPrVO: »Bei der Eignungsprüfung haben die Antragsteller nachzuweisen, dass sie über die zum Ausgleich der von der zuständigen Behörde festgestellten wesentlichen Unterschiede erforderlichen Kenntnisse und Fähigkeiten verfügen. ... Der Prüfling hat dabei in mindestens einer und höchstens vier Pflegesituationen nachzuweisen, dass er die für den pflegerischen Gesamtprozess jeweils erforderlichen Maßnahmen planen, übernehmen, ihre Durchführung dokumentieren ... kann«

Diese Bestimmungen bedeuten eben auch, dass der Krankenhausträger die Dokumentation der Grund- und Behandlungspflege als pflegerische Nebenleistung vertraglich gewährleistet.

Tabelle 1: Pflegedokumentation und ihre Bedingungen

Dokumentationswahrheit	Dokumentationsklarheit
Den Tatsachen entsprechen = alles Messbare	Eindeutig, lückenlos
Wahrheitsgemäß = objektiv nachvollziehbar, keine Meinung	Nachvollziehbar und verständlich und wertfrei
Echtheit	Lesbar, keine Überschreibung, kein Tipp-Ex; Zeitnah (= bis spätestens Ende der Schicht)

Hans Böhme schreibt in seinem »Rechtshandbuch für Führungskräfte« (1999), dass die Begründung für eine Verpflichtung zur Dokumentation in mehreren Ebenen zu finden sei:

- »Haftungsrecht
- Der Vertragspartner hat einen vertraglichen Anspruch auf sach und fachkundige Arbeitsleistung.
- Oberstes Gebot ist die Sicherheit des Patienten.
- Es haftet der, der ausführt.
- Vertragsrecht
- Pflegevertrag/Heimvertrag
- Eigenverantwortung
- Verantwortungsebenen in der Arbeitsteilung
- Organisationsverantwortung
- Sicherungs und Verkehrspflicht der Einrichtung
- Qualitätssicherung
- Krankenkassenversicherungsrecht und Pflegeversicherung (Qualitätssicherung).«

Fazit

Die Dokumentation der Pflegeeinrichtung muss also verschiedenen Kriterien genügen und mehrere Bedingungen erfüllen:

- Eigene Sicherheit der Pflegekraft im Haftungsfall
- Gewährung der Sicherheit des Kunden
- Sicherheit für Kollegen
- Leistungstransparenz gegenüber
  - Kunden
  - Ärzten/Therapeuten
  - MDK
  - Kassen
- Information und Kommunikation (interdisziplinär)
- Qualitätssicherung

Diese Vielzahl von Kriterien verlangt flexible Denkprozesse. Doch kaum jemand ist sicher, wie und was nun dokumentiert werden muss. In diesem Buch zeige ich Ihnen, wie Sie eine Dokumentation führen, damit Sie zum einen haftungsrechtlich sicherer sind und zum anderen den internen und externen Anforderungen gerecht werden.

1.3 Die Dokumentationspflichten der Ärzte im Krankenhaus

Immer wieder gibt es Diskussionen zu fehlenden schriftlichen Anordnungen von Ärzten. Gerade in der Nacht, in Bereitschaft oder bei Notfällen. Grundsätzlich aber hat der Arzt gegenüber den Durchführenden, in dem Falle der Pflege gegenüber, eine Dokumentationspflicht. Das gilt zumindest im sogenannten arztnahen Bereich, dem Krankenhaus.

»Die Pflicht des Arztes zur ordnungsgemäßen Dokumentation, die auch und gerade die Pflicht zur schriftlichen Fixierung ärztlicher Anordnungen umfaßt, ergibt sich aus:

- dem ärztlichen Standesrecht (§ 10 MBO-Ä),
- dem Krankenhausvertragsrecht,
- dem Deliktsrecht (§ 810 BGB) sowie
- der ständigen Rechtsprechung des BGH.

Auch die Empfehlungen der DKG gehen von der prinzipiellen Schriftlichkeit ärztlicher Anordnungen aus. … In diesem Zusammenhang ist der Auffassung von Böhme und Jacobs zu widersprechen, die die mündliche, insbesondere die telefonische Anordnung des Arztes als haftungsrechtlich unproblematisch und daher grundsätzlich für ausreichend erachten, wenn die Pflegeperson die mündliche Anordnung des Arztes entsprechend dokumentiert.

Es ist zwar richtig, dass derjenige, der eine Anordnung trifft, dafür Sorge zu tragen hat, dass seine Anordnungen korrekt und zweifelsfrei sein müssen. Auch ist es grundsätzlich zutreffend, dass der erste Anschein dafür spricht, dass sich das Geschehen so zugetragen hat, wie es – eine ordnungsgemäße

Dokumentation vorausgesetzt – dokumentiert worden ist (sog. Prima-Facie-Beweis). Doch gilt dies nur bedingt für eine mündliche Anordnung.«[3]

Hinweis

Pflegende sollten sich – wo immer möglich – eine Anordnung des Arztes schriftlich geben lassen. Wenn der Arzt diese Anordnung nicht schriftlich tätigt, sollten sie den Arzt darauf hinweisen, dass sie als Pflegekraft nicht bereit sind, die alleinige Verantwortung zu übernehmen und ohne eine Unterschrift die Anordnung nicht durchführen können.

Sollte eine Unterschrift in einem speziellen Fall (z. B. Notfall) nicht möglich sein, so muss die entgegennehmende Pflegekraft exakt dokumentieren. So sieht es auch der MDS (Medizinischer Dienst des Spitzenverbandes Bund der Krankenkassen e.V.), der schriftlich darlegt: »Ist ein Eintrag in der Pflegedokumentation durch den Arzt nicht möglich (z. B. im Notfall), sollte eine mündliche Anordnung des Arztes (auch per Telefon) durch eine Pflegefachkraft entgegengenommen und nach dem VUG-Prinzip (Vorlesen und Genehmigt) dokumentiert werden.«[4]

Es gibt allerdings eine Menge unterschiedlicher Aussagen zur Dokumentation durch die Ärzte. Werner Schell hat auf seiner Homepage eine eindrucksvolle Sammlung zusammengestellt:[5]
»Fachverbände sowie die überwiegende Zahl der Fachautoren sind der Meinung, dass es aus verschiedenen Gründen grundsätzlich zweckmäßig ist, ärztliche Delegationsentscheidungen, z. B. zur Ausführung von Injektionen, vom jeweils Anordnenden vorher schriftlich dokumentieren zu lassen; z. B.:

---

3 Roßbruch, R. (1998): Die Pflegedokumentation aus haftungsrechtlicher Sicht, in: PflegeRecht 1998, S. 126 ff. Neuwied: Luchterhand

4 Medizinischer Dienst des Spitzenverbandes Bund der Krankenkassen e.V. (MDS) (Hrsg.) & GKV-Spitzenverband (2014). Qualitätsprüfungs-Richtlinien, Transparenzvereinbarung – Grundlagen der Qualitätsprüfungen nach den §§ 114 ff SGB XI in der stationären Altenpflege. Essen, S. 97

5 Schell, W. (2014). Die Delegation von ärztlichen Aufgaben ist grundsätzlich schriftlich zu fixieren. Im Internet: www.wernerschell.de/Rechtsalmanach/Diagnostik%20und%20Therapie/delegation_von_aerztlichen_aufgaben.php [Zugriff am 18.09.2014]

- Stellungnahme der Gewerkschaft ÖTV von 1979: »Die medizinische Anordnung hat im Einzelfall schriftlich durch den verantwortlichen Arzt zu erfolgen …«
- Stellungnahme der DKG von 1980: »2.5 Die ärztliche Anordnung ist schriftlich festzuhalten …«
- Hahn, B.: Die Haftung des Arztes für nichtärztliches Hilfspersonal. (1. Auflage 1981; Athenäum Verlag Königstein/Ts.): »Ausreichend, aber auch erforderlich ist es, wenn aus den ärztlichen Dokumenten hervorgeht, dass und wie die Delegierung welcher Verrichtungen welchen Hilfspersonen übertragen wurde …« (Seite 73).
- Stellungnahme der ADS und des DBfK von 1989: »Injektionen … Es muss jeweils eine schriftliche ärztliche Anordnung vorliegen …«
- Böhme, H.: »Das Recht des Krankenpflegepersonals Teil 2: Haftungsrecht«. (3. Auflage 1991; Kohlhammer Verlag Stuttgart): »Grundsätzlich haben die Anordnungen schriftlich zu erfolgen …« (Seite 222).
- Böhme, H.: »Pflege auf dem Prüfstand« (Rechtsgutachten für die Senatsverwaltung Berlin, 1992): »Die ärztliche Anordnung hat grundsätzlich schriftlich zu erfolgen … Kommt der Arzt im Rahmen einer Anordnungskompetenz dieser Schriftlichkeit nicht nach, muss er sich vergegenwärtigen, dass dem durchführenden nichtärztlichen Mitarbeiter ein Leistungsverweigerungsrecht zusteht.«
- Brenner, G.: »Rechtskunde für das Krankenpflegepersonal« (5. Auflage 1992; Fischer Verlag Stuttgart): »Die Übertragung der Durchführung von Injektionen und Infusionen setzt eine schriftlich fixierte Anordnung des Arztes voraus …« (aus »Muster einer Dienstanweisung«, Seite 327).
- Schneider, A.: »Rechts- und Berufskunde für die Fachberufe im Gesundheitswesen« (4. Auflage 1994, Springer Verlag Berlin): »Grundsätzlich sollte die ärztliche Anordnung schriftlich festgehalten und vom Arzt abgezeichnet werden …« (Seite 87).
- Juchli, L.: »Pflege«. (7. Auflage 1994; Thieme Verlag, Stuttgart): »Mit der Übernahme einer entsprechenden Verordnung, die eindeutig und schriftlich erfolgen muss, steht die ausführende Person in der Handlungskompetenz« (Seite 1004).
- Großkopf, V.: »Fehlinjektionen« (in »Pflegezeitschrift«, 10/1994): »Die Übertragung ärztlicher Tätigkeit auf nichtärztliches Personal bedarf einer ärztlichen Anordnung. Diese Anordnung sollte schriftlich erfolgen … Die schriftliche ärztliche Anordnung ist für die ausführende Pfle-

gekraft bei einem eventuellen Streitfall von äußerster Wichtigkeit. Über diese Dokumentation wird ihr der Beweis der Auftragserteilung erheblich erleichtert. Aus diesem Grund kann die Pflegekraft auf die schriftliche Dokumentation bestehen ...«

- Reimer, W.: »Pfleglicher Umfang mit dem Recht« (1. Auflage 1995; Universitätsverlag Ulm): »Die Anordnung muss immer schriftlich für eine bestimmte Person erfolgen ...« (Seite 84).
- Klie, Th.: »Rechtskunde« (5. Auflage 1996; Vincentz Verlag, Hannover): »Telefonische Veranlassungen und 'Ferndiagnosen' sind, abgesehen von Notfallsituationen, in aller Regel unverantwortlich ... Notwendig ist die schriftliche Dokumentation der ärztlichen Verordnung ...«
- Kampmann, A.: »Weisungsgebundenheit oder Arbeitsverweigerung?« (in Z. »Pflege aktuell«, 6/1996): »Die Forderung, dass der Arzt Anordnungen grundsätzlich nur schriftlich geben oder in der Dokumentation gegenzeichnen soll, hilft, Hör- oder Verständigungsfehler zu vermeiden und das Haftungsrisiko zu verringern ...«
- Höfert, R.: »Pflegende mit Sicherheit im Recht?« (in Z. »Heilberufe«; 2/1997): »Es sollte darauf bestanden werden, dass die Anordnung zur Durchführung schriftlich erteilt wird und alle Detailanordnungen, wie z. B. Dosis, Zeit und Applikationsart, beinhaltet.«

Werner Schell schreibt in seinem Buch »Injektionsproblematik aus rechtlicher Sicht« (4. Auflage 1995; Kunz-Verlag Hagen): »Die ärztliche Anordnung über die Durchführung von Injektionen, Infusionen und Blutentnahmen sollte möglichst zeitgerecht schriftlich festgehalten und vom Arzt unterschrieben werden. Dabei sind der Patient namentlich zu benennen sowie das zu verabreichende Arzneimittel, dessen Menge, Art und Zeitpunkt der Verabreichung zu bestimmen. Telefonische Verordnungen können im allgemeinen keine Grundlage für das Durchführen von ärztlichen Verrichtungen sein; es sei denn, es handelt sich um einen Notfall.«

1.4 Die wahrheitsgemäße Dokumentation

Die Dokumentation ist zunächst eine Sammlung von Daten und Fakten. Sie ist Ordnung, Speicherung und Auswertung von Urkunden bzw. schriftlich fixiertem Wissen. Hier ist zwischen **administrativer Dokumentation** der

Verwaltung, der **ärztlichen Dokumentation** und der **pflegerischen Dokumentation** zu unterscheiden.[6]

Hinweis

Die großen beiden Grundsätze der Dokumentation lauten also **Wahrheit und Klarheit**:

Dokumentationswahrheit
- Verbot der schriftlichen Lüge
- Gebot der historisch richtigen und vollständigen Darstellung
- Verbot der Urkundenfälschung
- Verbot der vorsätzlichen Urkundenfälschung

Dokumentationsklarheit
- Strukturdisziplin (logisch, nachvollziehbar, lückenlos, eindeutig usw.)
- Sprachdisziplin (verständlich, aussagefähig, eindeutig usw.)
- Schreibdisziplin (lesbar, echt, keine Streichungen oder Gekritzel)

Neben der Wahrheit muss das Dokument auch Klarheit schaffen. Das bedeutet zum einen, die Eintragung muss eindeutig und nachvollziehbar sein, wobei sich »nachvollziehbar« mit »logisch« übersetzen lässt. Zum anderen muss das Handzeichen eindeutig einer bestimmten Person zuzuordnen zu sein. Mit diesem Grundsatz der Wahrheit wird auch deutlich, dass Externe das, was geschrieben ist, als Wahrheit anzunehmen haben, so lange bis sie vom Gegenteil überzeugt sind.

Beispiel: Eine Pflegekraft schreibt im Pflegebericht:

Dat	Uhrzeit		HZ
23.8.	7:45	Rücksprache mit Dr. Teil: Pat. Heinz Müller soll bei BZ 365 mg/dl zusätzlich 6 i. E. Altinsulin erhalten	JK

6 Vgl. Böhme, H. (1999). Rechtshandbuch für Führungskräfte in Pflegeeinrichtungen. Augsburg: WEKA MEDIA

Dieser Eintrag ist die Wahrheit, davon ist auszugehen. Der Arzt kann, wenn er kein gegenteiliges Dokument hat, nur erfolglos behaupten, er habe nicht 6 i.E. sondern 4 i.E. gesagt.

Als Außenstehende, z.B. als Pflegesachverständige, muss man davon ausgehen, dass die Dokumentation die Wahrheit enthält. Wird ein Vitalzeichen dokumentiert, wird das stimmen. Wird eine Lagerung quittiert, wird das stimmen. Wird eine sonstige Leistung quittiert, wurde sie erbracht.

Im Umkehrschluss bedeutet das aber auch: Was nicht dokumentiert ist, ist nicht passiert. Wenn es im Lagerungsprotokoll eine Lücke gibt, dann wurde der Patient auch nicht gelagert. Wenn die Leistung nicht quittiert ist, wurde sie auch nicht erbracht.

Hinweis

Dokumentieren Sie nur Ihre eigenen Leistungen und quittieren Sie nur, was Sie auch geleistet haben. Zeichnen Sie dabei nicht für andere Kollegen ab. Denn wer durchführt, haftet für die Durchführung. Wer die Kompressionsstrümpfe abzeichnet, hat sie auch angezogen und muss sich im Zweifel die Frage stellen lassen, wieso die Rötung an der Wade nicht rechtzeitig erkannt wurde.

Die Echtheit beinhaltet keine Eintragungen mit Bleistift oder Füller. Ebenso verboten ist die Benutzung von Tipp-Ex. Echtheit heißt aber auch, dass jeder für sich selbst einträgt.

»Keine Streichung« heißt zum einen keine Striche, z.B. für erbrachte Leistungen. Es gibt Stationen, die nur noch Striche machen, bspw. für das Absaugen. Diese Striche sind aber unzulässig. Eine Strichelung ist keineswegs als Beweis tauglich und auch später nicht zuzuordnen. Die Anzahl der Striche kann jederzeit – auch Monate später – noch verändert werden, daher ist dies ebenfalls nicht dokumentenecht. Der Grundsatz »keine Streichungen« bezieht sich auch darauf, dass man Eintragungen nicht streichen sollte. Wenn ein Eintrag als ungültig gekennzeichnet werden soll, sollte er eigentlich mit den sogenannten »Buchhalternasen« eingeklammert werden: <ungültig>. Diese ordnungsgemäße Ungültigkeitskennzeichnung hat sich in der Pflege nicht durchgesetzt. Stattdessen wird einfach ein Wort durchgestrichen, wenn es ungültig gesetzt werden soll. Dieses Durchstreichen ist nicht verboten, aber es sollte auf alle Fälle so geschehen, dass das ursprünglich Geschriebene noch lesbar bleibt. Also statt ~~ungültig~~ so durchzustreichen, sollte es so geschehen: ~~ungültig~~, sodass das zuerst Geschriebene durchaus noch lesbar bleibt.

Lesbarkeit ist ebenfalls ein Grundsatz und bedeutet, dass Geschriebenes immer lesbar bleiben sollte. Man muss bei handschriftlichen Aufzeichnungen seine Handschrift so niederlegen, dass sie lesbar ist und so streichen, dass Geschriebenes lesbar bleibt. Mit der EDV gibt es weder das eine noch das andere Problem, das ist ein wesentlicher Vorteil.

Grundsätzlich ist es unerheblich, ob die Dokumentation formell für den Laien verständlich ist. Es genügen klinik- und arztübliche Kürzel, Skizzen, Symbole, Kurzbegriffe bei Standardrisiken und Routineeingriffen und Behandlungen o.ä., die für den Fachmann verständlich sind (VersR 84, 386).[7]

Die Unlesbarkeit von Dokumentationen kann Fehler verursachen oder Konsequenzen haben, wenn also ein Kollege etwas falsch liest und dann durchführt. Sei es eine pflegerische Handlung oder ein Medikament, das verabreicht werden soll.

1.4.1 Verletzung von Dokumentationsgrundsätzen

Die häufigsten Probleme und möglichen Gesetzeskonflikte ergeben sich aus den §§ 267, 268, 269, 270 und 271 StGB (Strafgesetzbuch).

7 Hirsch, A. (2014). Die Dokumentation im Krankenhaus und ähnlichen Einrichtungen. Im Internet: http://www.medizinrecht-online.com/Seiten/dokumentation.html [Zugriff am 18.09.14]

§ 267 Urkundenfälschung

Wer zur Täuschung im Rechtsverkehr eine unechte Urkunde herstellt, eine echte Urkunde verfälscht oder eine unechte oder verfälschte Urkunde gebraucht, wird mit Freiheitsstrafe bis zu drei Jahren oder mit Geldstrafe bestraft. Der Versuch ist strafbar. In besonders schweren Fällen ist die Strafe eine Freiheitsstrafe nicht unter einem Jahr.

§ 268 Fälschung technischer Aufzeichnungen

Wer zur Täuschung im Rechtsverkehr eine unechte technische Aufzeichnung herstellt oder eine technische Aufzeichnung verfälscht oder unechte oder verfälschte technische Aufzeichnung gebraucht, wird mit Freiheitsstrafe bis zu fünf Jahren oder mit Geldstrafe bestraft. Der Versuch ist strafbar.

§ 269 Fälschung beweiserheblicher Daten

Wer zur Täuschung im Rechtsverkehr beweiserhebliche Daten so speichert oder verändert, dass bei ihrer Wahrnehmung eine unechte oder verfälschte Urkunde vorliegen würde, oder derart gespeicherte oder veränderte Daten gebraucht, wird mit Freiheitsstrafe bis zu fünf Jahren oder mit Geldstrafe bestraft. Der Versuch ist strafbar.

§ 270 Täuschung im Rechtsverkehr bei Datenverarbeitung

Der Täuschung im Rechtsverkehr steht die fälschliche Beeinflussung einer Datenverarbeitung im Rechtsverkehr gleich.

§ 271 Mittelbare Falschbeurkundung

Wer bewirkt, dass Erklärungen, Verhandlungen oder Tatsachen, welche für Rechte oder Rechtsverhältnisse von Erheblichkeit sind, in öffentlichen Urkunden, Büchern, Dateien oder Registern als abgegeben oder geschehen beurkundet oder gespeichert werden, während sie überhaupt nicht oder in anderer Weise oder von einer Person in einer ihr nicht zustehenden Eigenschaft oder von einer anderen Person abgegeben oder geschehen sind, wird mit Freiheitsstrafe bis zu einem Jahr oder Geldstrafe bestraft.

1.5 Das Einsichtsrecht

Die Krankenakte ist und bleibt Eigentum des Arztes oder Krankenhausträgers.[8] Krankenunterlagen sind Eigentum des niedergelassenen Arztes oder des Krankenhausträgers. Mit der Einschränkung der ärztlichen Schweigepflicht (vgl. § 203 StGB, § 9 (Muster-) Berufsordnung [MBO], § 35 SGB I), die das therapeutische Vertrauensverhältnis zwischen Arzt und Patienten schützt.

1.5.1 Das Einsichtsrecht des Patienten

Trotz klarer Eigentumsrechte haben der Patient und ggf. andere Personen und Institutionen ein Einsichtsrecht. So sah es auch das Bundesverfassungsgericht (BVerfG), als es auf die Selbstbestimmung und Würde des Patienten hinwies. Es entschied, dass jeder Patient einen Anspruch auf Einsicht in die ihn betreffenden Krankenakten hat (BVerfG, NJW 1999, 1777). Daneben gibt es eine Musterberufsordnung der Ärzte (MBO) die gemäß § 10 Abs. 2 dem Patienten Einsicht in die objektiven Teile der Krankenunterlagen gewährt.

»Patienten haben ein Recht darauf, ihre Patientenakte einzusehen«, sagt auch Verbraucherschützerin Julia Nill. Ärzte seien verpflichtet, für jeden Patienten eine Krankenakte zu führen und sie zehn Jahre lang aufzubewahren. »Die Herausgabe darf der Arzt nur in wenigen Ausnahmefällen verweigern«, sagt Nill. »Etwa, wenn die Unterlagen persönliche Bemerkungen des Arztes zum Patienten enthalten oder aber das Lesen den Krankheitszustand gefährdet, also ein suizidgefährdeter Patient die Akte seines Psychiaters liest.«[9]

---

8 Vgl. Deutsches Ärzteblatt 2008; 105(1-2): A-27/B-23/C-23

9 Focus online 14.07.2008

Hinweis

Das Recht auf Einsicht bedeutet nicht automatisch, dass dem Patienten die Originalunterlagen geschickt werden. Gemäß § 811 BGB erfolgt die Akteneinsicht beim Eigentümer (Arzt). Der Patient hat keinen Anspruch auf die Originale, mit Ausnahme der Röntgenbilder, die zur Weiterleitung an den nachbehandelnden Kollegen herausgegeben werden müssen (§ 28 Absatz 8 Röntgenverordnung).

Allerdings kann gegen Kostenerstattung und mit Zustimmung des Arztes die Akte kopiert werden. Ein Anspruch auf Zusendung von Kopien besteht jedoch nicht.

1.5.2 Das Einsichtsrecht Dritter

Akteneinsicht Dritter mit Einwilligung des Patienten

»Soll die Akteneinsicht durch Dritte (zum Beispiel Versorgungsämter, Rentenversicherungsträger, Arbeitsverwaltung) erfolgen, setzt dies normalerweise eine Einwilligung des Patienten voraus. Liegt eine solche vor, so gilt grundsätzlich das gleiche Verfahren, als wenn der Patient persönlich Einsicht in die Unterlagen nähme. Dabei ist der Arzt jedoch gehalten, die Gültigkeit der Schweigepflichtentbindung zu überprüfen. Vorsicht ist insbesondere bei den regelmäßig von privaten Versicherungsunternehmen vorgelegten pauschalen Schweigepflichtentbindungen geboten. Diese genügen nach Feststellung des Bundesbeauftragten für den Datenschutz nicht mehr den aktuellen Anforderungen der Rechtsordnung. Bestätigt wird diese Auffassung indirekt durch eine Entscheidung des Bundesverfassungsgerichts, wonach pauschale Schweigepflichtentbindungen nur dann zulässig sind, wenn dem Versicherten alternativ die Möglichkeit eröffnet wird, die notwendigen Befunde auch selbst zu beschaffen (BVerfG, Beschluss vom 23. Oktober 2006, Az.: 1 BvR 2027/02). Da der Arzt das Vorliegen dieser Voraussetzung nicht überprüfen kann, empfiehlt die Bayerische Krankenhausgesellschaft ihren Mitgliedern, entsprechende Anträge auf Akteneinsicht abzulehnen.«[10]

Akteneinsicht durch Hinterbliebene

Grundsätzlich gilt die ärztliche Schweigepflicht auch über den Tod des Patienten hinaus. Es könnte allerdings angenommen werden, dass der mutmaßliche Willen des Patienten durch den Angehörigen ausgeübt werden soll. Dass also das Einsichtsrecht im Interesse des Patienten liegt und seinem Willen entsprochen hätte. Dies ist eine sehr vage und schwer beweisbare Vermutung. Sicherer ist hier eine schriftliche Schweigepflichtentbindung

Akteneinsicht durch Polizei oder Staatsanwaltschaft

Die Schweigepflicht gilt auch gegenüber Ermittlungsbehörden. Grundsätzlich ist man (auch als Pflegekraft) weder der Polizei noch der Staatsanwaltschaft gegenüber auskunftspflichtig oder muss Einblick in die Akten gewähren, geschweige denn Akten herausgeben. Hierzu müsste schon ein Gericht eine Beschlagnahmung anordnen. Insbesondere wenn mit der Einsicht in die Akte oder der Auskunft von Personen mit Verschwiegenheitspflicht möglicherweise ein Ermittlungsverfahren gegen das Krankenhaus, den Arzt oder die Pflege angestrebt werden soll, sollte man vom Aussageverweigerungsrecht Gebrauch machen.

Gibt es einen richterlichen Beschlagnahmebeschluss oder liegt ein rechtfertigender Notstand nach § 34 StGB (akute Gefahr eines höheren Rechtsgutes wie z. B. Gesundheit oder Leben eines anderen) vor, so tritt die Schweigepflicht zurück und die Akten müssen offengelegt werden.

Akteneinsicht durch den MDK

Der MDK (Medizinischer Dienst der Krankenversicherung) hat umfassende Rechte, was die Einsicht in Patientenakten betrifft. Gemäß § 275 SGB V ist der MDK z. B. berechtigt, im Rahmen von Gutachtenerstellung Einsicht in Patientenakten zu nehmen.

---

10 Vgl. Deutsches Ärzteblatt 2008; 105(1-2): A-27/B-23/C-23

Wurde der MDK von einer Krankenkasse mit der Einholung eines Gutachtens nach § 275 SGB V beauftragt, so kann sich der MDK die Krankenakte anschauen. Das kann z.B. bei Überprüfung der Arbeitsunfähigkeit eines Patienten, bei Beantragung von Leistungen wie häuslicher Krankenpflege, Rehabilitation oder auch bei Prüfungen des MDK zur Abrechnung von Leistungen sein, wenn der Kasse Ungereimtheiten auffallen.

§ 276 SGB V geht noch weiter, in Absatz 4 steht: »Wenn es im Einzelfall zu einer gutachterlichen Stellungnahme über die Notwendigkeit und Dauer der stationären Behandlung des Versicherten erforderlich ist, sind die Ärzte des Medizinischen Dienstes befugt, zwischen 8.00 und 18.00 Uhr die Räume der Krankenhäuser und Vorsorge- oder Rehabilitationseinrichtungen zu betreten, um dort die Krankenunterlagen einzusehen.« Einsichtnahme bedeutet aber nicht, dass das Krankenhaus dem MDK Unterlagen zuschickt.

Einsichtsrecht durch Krankenkassen

Die Kassen haben kein Einsichtsrecht (vgl. Kapitel 1.5.3), aber sie haben ein Informationsrecht gemäß § 294a SGB V: »Liegen Anhaltspunkte dafür vor, dass eine Krankheit eine Berufskrankheit im Sinne der gesetzlichen Unfallversicherung oder deren Spätfolgen oder die Folge oder Spätfolge eines Arbeitsunfalls, eines sonstigen Unfalls, einer Körperverletzung, einer Schädigung im Sinne des Bundesversorgungsgesetzes oder eines Impfschadens im Sinne des Infektionsschutzgesetzes ist oder liegen Hinweise auf drittverursachte Gesundheitsschäden vor, sind die an der vertragsärztlichen Versorgung teilnehmenden Ärzte und Einrichtungen sowie die Krankenhäuser nach § 108 verpflichtet, die erforderlichen Daten, einschließlich der Angaben über Ursachen und den möglichen Verursacher, den Krankenkassen mitzuteilen. Bei Hinweisen auf drittverursachte Gesundheitsschäden, die Folge einer Misshandlung, eines sexuellen Missbrauchs oder einer Vernachlässigung von Kindern und Jugendlichen sein können, besteht keine Mitteilungspflicht.«

1.5.3 Kein Einsichtsrecht für Kassen

In einigen Bundesländern werden Pflegeberater im Auftrag und im Namen der Kranken- oder Pflegekassen tätig. Diese Pflegeberater sind Mitarbeiter der Kassen und suchen z. B. Versicherte zur Beratung auf. Das ist an sich eine gute Sache. Allerdings ist diesen Pflegeberatern die Einsicht in die Pflegedokumentation oder in ärztliche Unterlagen nicht gestattet. So beschreibt es auch eine Stellungnahme des Bundesbeauftragten für Datenschutz.[11] Demzufolge widerspricht eine Einsichtnahme durch die Kassen den Datenschutzbestimmungen und ist somit rechtswidrig. »Eine Einsichtnahme in die Pflegedokumentation bzw. der Wunsch nach Übermittlung derselben ist nach Aussagen des Bundesbeauftragten selbst dann rechtswidrig, wenn der Versicherte eine Einverständniserklärung abgegeben hat«, sagt der Jurist und Sozialrechtsexperte Ronald Richter in dem genannten Artikel.

1.6 Datenschutz, Aufbewahrung und Schweigepflicht

Die Schweigepflicht für Mitarbeiter der Gesundheitsberufe ergibt sich bereits aus der Gesetzgebung (s. Tabelle 2). Trotzdem sollten Vorgesetzte zumindest bei der Einstellung eines neuen Mitarbeiters noch einmal auf die Verschwiegenheitspflicht hinweisen bzw. die Verpflichtung an den Arbeitsvertrag anhängen. Zusätzlich sollte dieser Hinweis in regelmäßigen Abständen, mindestens alle zwei Jahre, etwa in einer Dienstbesprechung, wiederholt werden. Der Mitarbeiter weiß im Prinzip um die Anforderung der Verschwiegenheitspflicht, vergisst nur das ein oder andere Mal wesentliche Punkte daraus. Wenn beispielsweise ein Angehöriger kommt und Fragen stellt, ist man sich der Rechtsstellung nicht immer bewusst: Wem darf man Auskünfte erteilen, wen wie weit in die Krankengeschichte Einblick nehmen lassen etc.? Kurzum: Eine Auffrischung zur Verschwiegenheitspflicht kann im Einzelfall nicht schaden.

[11] Vgl. König, J. (2013). Was die PDL wissen muss. 5. Auflage. Hannover: Schlütersche, S. 33

Tabelle 2: Übersicht über Auskunftspflichten

Anfragende Stelle	Voraussetzung für die Auskunftspflicht/-berechtigung	Vergütung
Krankenkassen	Gesetzliche Erlaubnis oder schriftliche Einwilligung des Patienten	EBM-GNRN 71 f
MDK	Im Rahmen von Bewilligungen, Begutachtungs- oder Prüfaufträgen, beauftragt durch die Pflege- oder Krankenkasse	EBM-GNRN 72 Feststellung der Pflegebedürftigkeit € 15
Sozialämter	Erforderlichkeit der Auskunft zur Aufgabenerfüllung und schriftliche Einwilligung des Patienten	EBM-GNRN 72
Rentenversicherungsträger	Erforderlichkeit der Auskunft zur Aufgabenerfüllung und schriftliche Einwilligung des Patienten	ZSEG (Anlage zu § 5)
Arbeitsämter	Erforderlichkeit der Auskunft zur Aufgabenerfüllung und schriftliche Einwilligung des Patienten	ZSEG (Anlage zu § 5)
Gesundheitsämter	Erforderlichkeit der Auskunft zur Aufgabenerfüllung und schriftliche Einwilligung des Patienten; Ergänzung: Meldepflicht von Krankheiten i. S. d. § 6 »Erfüllung der Meldepflicht« Infektionsschutzgesetz	ZSEG (Anlage zu § 5) Aufwandsersatz
Unfallversicherungsträger	Gesetzliche Pflicht nach §§ 201 u. 203 SGB VII Vertrag Ärzte/Unfallversicherungsträger im Anhang des Vertrages (Einwilligung des Patienten nicht erforderlich)	Vereinbartes Gebührenverzeichnis
Versorgungsämter	Gesetzliche Pflicht und schriftliche Einwilligung des Patienten	ZSEG (Anlage zu § 5)
Gerichte	Schriftliche Einwilligung des Patienten	ZSEG (Anlage zu § 5)
Patienten/Rechtsanwälte	Auskunftsrecht nach Art. 2 GG, schriftliche Einwilligung des Patienten	Nur Kostenerstattung
Patienten	Anfrage an behandelnden Arzt, Auskunft zu Behandlungskosten nach § 305 Abs. 2 SGB V	€ 1,–

Anfragende Stelle	Voraussetzung für die Auskunftspflicht/-berechtigung	Vergütung
Arbeitgeber	Schriftliche Einwilligung des Patienten	GOÄ GNRN 70
Reha-Einrichtungen	Rechtsgrundlage § 73 I b 3 SGB V	GOÄ GNRN 70
Private Versicherungsgesellschaften und Krankenversicherungen	Schriftliche Einwilligung des Patienten	GOÄ GNRN 70
Pflege- und Alteneinrichtungen	Keine Verpflichtung des Arztes zur Dokumentation	§ 10 M-BOA
Leichenschau	Verpflichtung nach § 11 Abs. 2 Bestattungsgesetz des jeweiligen Bundeslandes	GOÄ GNR 100, 16

1.6.1 Schweigepflicht und informelle Selbstbestimmung

Tabelle 3: Informationelle Selbstbestimmung und Schweigepflicht im Überblick[12]

Regelbereich	Rechtsgrundlage	Normadressaten	Regelungsinhalt
Standesrechtliche Schweigepflicht der Ärzte	MBO-Ä 1997	Ärzte	Unbefugtes Offenbaren kann berufsgerichtliche Maßnahmen auslösen
Vertragliche Schweigepflicht	Behandlungsvertrag	Vertragspartner des Arztes und seiner Helfer	Unbefugtes Offenbaren begründet Haftung
Strafrechtliche Schweigepflicht	§§ 203 und 353b StGB	Verschiedene Berufe (z. B. Pflegepersonen und Angehörige des Öffentlichen Dienstes)	Unbefugtes Offenbaren von Geheimnissen ist strafbar

[12] Vgl. Schell, W. (1998). Arbeits- und Arbeitsschutzrecht für die Pflegeberufe von A bis Z. Hannover: Schlütersche

Regelbereich	Rechtsgrundlage	Normadressaten	Regelungsinhalt
Zeugnisverweigerungsrecht/ Schweigerecht	§§ 53, 53a StPO und §§ 383 ff. ZPO	Verschiedene Personen (z. B. Pflegepersonen als Zeugen vor Gericht)	Unter bestimmten Voraussetzungen besteht Schweigepflicht
Arbeits- und beamtenrechtliche Schweigepflicht	Arbeitsvertrag, Tarifvertrag (z. B. § 9 BAT), Beamtengesetze	Arbeitnehmer, Beamte	Patientendaten und dienstliche Angelegenheiten sind verschwiegen zu behandeln
Öffentlich-rechtlicher Datenschutz	BDSG, KRG, Landesdatenschutzgesetze, kirchliche Regelungen	Öffentliche und private Einrichtungen (z. B. Länder, Krankenhäuser) mit personenbezogener Datenverarbeitung	Bürger (Patient) soll über Datenverwendung selbst bestimmen können
Sozialrechtlicher Datenschutz	§§ 35 SGB I, 284 ff. SGB V und § 67 ff. SGB X	Sozialleistungsträger (z. B. Krankenkassen) und Leistungserbringer	Unbefugtes Offenbaren von Sozialdaten ist unzulässig und strafbar

1.6.2 Aufbewahrungspflicht und -fristen

Tabelle 4: Aufbewahrungsfristen von A–Z[13]

Abrechnung mit der Kasse mittels EDV	2 Jahre
Ärztliche Aufzeichnungen und Arztbriefe (eigene und fremde)	10 Jahre
Berufsgenossenschaftliche Verletzungsartenverfahren § 34 SGB VII	15 Jahre
Betäubungsmittelbücher	3 Jahre
Doku-Bögen ambulantes Operieren	10 Jahre
EEG- und EKG-Streifen	10 Jahre

13 Ärztekammer Sachsen-Anhalt (2010). Auszug aus der Berufsordnung der Ärztekammer Saschen-Anhalt. Im Internet: http://www.aeksa.de/10arzt/70themen/040aufbewahrungsfristen/index.html [Zugriff am 08.10.2014]

Einweisungen (Durchschrift)	10 Jahre
Gutachten/Unfallunterlagen	10 Jahre
Heilmittelverordnungen	10 Jahre
Krankenhausberichte	10 Jahre
Labor-Befunde EKG Auswertung (keine Tapes)	10 Jahre
Notfall- und Vertretungsscheine (Durchschrift Muster 19)	10 Jahre
Personalunterlagen § 195 BGB (Bürgerliches Gesetzbuch)	3 Jahre
Pflegedokumentation als Nachweis gegenüber Ansprüchen §§ 197/199 BGB (*dreißigjährige Verjährungsfrist für rechtskräftig festgestellte Ansprüche)*	10 Jahre/ 30 Jahre
Rechnungen § 147 AO (Abgabeordnung)	10 Jahre
Röntgen (Konstanzprüfungen)	2 Jahre
Röntgenaufnahmen (Ausnahme: D-Arzt!, H-Arzt!)	10 Jahre
Röntgenbehandlung (Aufzeichnungen)	30 Jahre
Röntgenverordnung (RöV) § 28	30 Jahre
Sonografische Untersuchungen	10 Jahre
Steuerangelegenheiten und dazugehörige Unterlagen § 357 HGB (Handelsgesetzbuch)	10 Jahre
Strahlenbehandlung (Aufzeichnungen, Berechnungen)	30 Jahre
Strahlenschutzverordnung (StrlschVO) § 85 (3)	30 Jahre
Überweisungsscheine (nur EDV-abrechnende Ärzte)	1 Jahr
Zytologische Befunde und Anwendung von Präparaten	10 Jahre

2 DER PFLEGEBERICHT

2.1 Die wahrheitsgemäße Berichtsführung

Immer wieder gibt es Diskussionen zu fehlenden schriftlichen Anordnungen von Ärzten, vor allem nachts, in Bereitschaftsdiensten oder bei Notfällen. Grundsätzlich aber hat der Arzt gegenüber den Durchführenden, in dem Falle der Pflege, eine Dokumentationspflicht. Das gilt zumindest im sogenannten arztnahen Bereich, dem Krankenhaus (vgl. Kapitel 1.4)

Wahrheit ist ein Grundsatz der Dokumentation, der natürlich auch für den Pflegebericht gilt. Und auch wenn es kein Gesetz gibt, in dem wortwörtlich steht, es sei die Wahrheit zu dokumentieren, so gibt es einige Paragrafen im Strafgesetzbuch, die die Konsequenzen enthalten, wenn nicht die Wahrheit dokumentiert wird.

Dokumentationswahrheit

Wahrheit bedeutet, dass man darstellt, was den Tatsachen entspricht, was man sieht, hört, wahrnimmt. Dass man dokumentiert, wie es ist, und nicht, wie man glaubt, dass etwas sei.

Zu den Begriffen, die nicht unbedingt der Wahrheit entsprechen, finden Sie Beispiele in den folgenden Kapiteln. Ich möchte an dieser Stelle auf Einträge eingehen, die als nicht wahrheitsgetreu angesehen werden können: Eintragungen von Datum und Uhrzeit. Dies betrifft allerdings nur Berichte, die auf Papier geschrieben sind. In der elektronischen Dokumentation können diese Fehler nicht vorkommen.

Doch zurück zur Papierdokumentation. Ich kenne Kliniken, die schreiben keine Uhrzeit in die Uhrzeitspalte, sondern eine Schichtform (FD, ND):

Dat	Uhrzeit		HZ
23.8.	FD	VW durchgeführt	JK
23.8.	ND	Patient schläft	BR

Die Überschrift »Uhrzeit« sollte ernst genommen werden. Wird also nach einer Uhrzeit gefragt (im Bericht, in Protokollen etc.), dann wird sie auch benötigt. Dabei ist es nicht zwingend wichtig, wann der oben genannte »VW« (Verbandswechsel) durchgeführt wurde. Es ist vielmehr wichtig, wann die Pflegeperson es eingetragen hat. Damit sind wir bei Problem Nr. 2: Viele wollen ja gern die Uhrzeiten in den Pflegebericht eintragen, sind sich aber nicht sicher, welche Zeit eingetragen werden soll: die des Geschehens oder der Zeitpunkt des Eintrags? Folgender Eintrag macht deutlich, worum es bei der Uhrzeit geht:

Dat	Uhrzeit		HZ
23.8.	7:45	Pat. vorm Bett liegend aufgefunden	JK

Liest man diesen Eintrag, weiß man nicht, wann der Patient gefunden wurde. Die dargestellte Uhrzeit (7:45 Uhr) bezieht sich aber **immer auf den Zeitpunkt des Eintrages**. Wenn 7:45 Uhr in der Uhrzeitspalte steht, hat die Pflegekraft um 7:45 Uhr dokumentiert. Es fehlt also noch die Zeit des eigentlichen Geschehens.

Korrekt ist also:

Dat	Uhrzeit		HZ
23.8.	7:45	Patient wurde um 7:15 Uhr vorm Bett liegend vorgefunden	JK

Wahrheitsgemäß bedeutet aber auch, dass Nachträge korrekt deklariert werden. Jedem kann es mal passieren, dass er einen Eintrag später nachholen muss.

Das geht so:

Dat	Uhrzeit		HZ
25.8.	14:15	Nachtrag zum 24.8., ca. 20:15 Uhr: Patient hat....	JK

2.2 Vertragliche Anforderungen an den Bericht

Das Berichtsblatt ist sicher das Papier, mit dem die Mitarbeiter oft die größten Probleme haben. Selbstverständlich wissen Pflegekräfte grundsätzlich, was und wie sie zu dokumentieren haben. Sie haben es aber vielleicht verlernt. Nahezu in jeder Fortbildungsveranstaltung, nach jeder Sitzung zum Thema Berichtsführung, sind vermeintlich neue Erkenntnisse und Anforderungen an die Dokumentation hinzugekommen. Was gestern noch in der Fachschule gelehrt wurde, wird heute in einer Fortbildung zunichte gemacht. Was die Fortbildung klar stellte, wird durch Erläuterungen von Vorgesetzten oder Kollegen wieder unklar.

Anforderungen – Wo steht's?

Die Anforderungen an die Berichterstattung sind einerseits im Krankenpflegegesetz verankert, andererseits aber durch die Versorgungsverträge des Krankenhauses und die neue Art der Abrechnung anders interpretiert worden.

Folgende Anforderungen stammen mitunter aus Versorgungsverträgen nach § 109 SGB V:

»Die Dokumentation muss:
- kontinuierlich
- systematisch
- aussagefähig
- übersichtlich
- zielgerichtet
- von allen Beteiligten fortlaufend
- nachvollziehbar
- schriftlich
- mit Datum, Uhrzeit und HZ oder EDV-Kürzel geführt werden.«

Was bedeuten nun diese Begriffe? Bedeutet kontinuierlich und systematisch, dass man jeden Tag, in jeder Schicht dokumentieren muss? Sicherlich nicht. Es soll vielmehr bedeuten, dass immer dann kontinuierlich und systematisch dokumentiert wird, wenn die Situation es verlangt, wenn also aktuelle Geschehnisse ebenso nachvollziehbar sein sollen wie die nachfolgenden Verläufe. Die folgenden Kapitel werden Ihnen dies erläutern.

2.3 Eintragungen – So wird's gemacht

2.3.1 Tatsachen beschreiben

Wie oben beschrieben soll die Dokumentation bestimmten Anforderungen genügen. Was bedeutet im Zusammenhang mit dem Bericht der Begriff »die Dokumentation muss eindeutig und aussagefähig sein?« Zu vermeiden sind Begriffe, die nicht eindeutig sind und damit Interpretationsspielraum zulassen.

Beispiele:
- guter/schlechter AZ
- guter/schlechter EZ
- sturzgefährdet
- aggressiv
- desorientiert
- verwirrt
- gut/schlecht
- viel/wenig

Diese Begriffe sind nicht verboten, aber die Dokumentation soll wahrheitsgemäß geführt und in der Regel zehn Jahre aufbewahrt werden. Das, was Sie heute schreiben, muss also auch Jahre später noch nachvollziehbar sein. Deshalb sollten Sie die oben genannten Begriffe nicht verwenden. Oder können Sie vier Jahre später noch genau Auskunft darüber geben, warum der AZ bei Frau S. damals »gut« oder »schlecht« war? Wohl eher nicht. Das Motto muss also lauten: Beschreiben Sie Tatsachen.

2.3.1.1 Mangelhafte Formulierungen

»Schlechter AZ« als Umschreibung eines Zustandes

Wir wissen, was AZ bedeutet, nämlich Allgemeinzustand. Aber was bedeutet es, wenn ein Allgemeinzustand schlecht ist? Was soll man sich darunter vorstellen? In der Ausbildung lernten wir, was alles zum AZ gehört: Puls,

Blutdruck, Atmung, Wahrnehmung, Kognition, Haut, Ausscheidung etc. Kurzum: Der Allgemeinzustand ist ein Zustand, der sich aus vielen Parametern zusammensetzt. Wer nun schreibt, dass der »AZ schlecht« ist, sagt nicht, was genau schlecht war.

Schreiben Sie hier also, was Sie gesehen und wahrgenommen haben. Z. B. »Pat. K. kann heute nicht allein vom Bett aufstehen, blasse Gesichtsfarbe, kraftlos, müde, Vitalwerte sind ermittelt.«

»Guter EZ« als Umschreibung eines Ernährungszustandes

Wann ist ein Ernährungszustand gut? Das liegt wohl im Auge des Betrachters. Wenn Pflegekräfte einen Patienten sehen, der »gut im Futter steht«, bezeichnen sie das gern als guten Ernährungszustand. Aber ist das auch objektiv betrachtet so? Ein guter Ernährungszustand wird in der Fachliteratur nämlich komplett anders dargestellt. Da redet man von einem BMI innerhalb einer bestimmten Norm, vom Flüssigkeitshaushalt, von Mineralstoffen, Spurenelementen und Vitaminen, die in genormter Höhe vorhanden sein sollen.

Schreiben Sie also besser, dass jemand (leichtes) Übergewicht oder einen Bauchansatz hat.

»Sturzgefährdet« als Umschreibung einer Situation

Im Expertenstandard Sturzprophylaxe wird bereits im Vorwort gesagt, was wir alle wissen: Jeder Mensch hat ein Sturzrisiko. Wieso sollte man also etwas, was für alle gilt, noch einmal extra in einer Dokumentation erwähnen? Dann müsste man ja auch erwähnen, dass Menschen atmen müssen, da sie sonst ersticken. Wichtiger als die Floskel von der Sturzgefährdung ist es, für den einzelnen Patienten zu beschreiben, inwieweit sein Risiko gegenüber dem üblichen erhöht ist.

Schreiben Sie hier also besser:
- geht in offenen Badesandaletten und hat darin keinen Halt
- geht auf Socken und droht zu rutschen
- steht immer wieder allein vom Bett auf, obwohl er klingeln soll
- droht aus dem Bett zu rutschen, weil…

»Sturzgefahr« ist eine Überschrift, die auf viele Patienten gleichermaßen zutrifft. Die Beschreibungen darunter aber sind individuell.

»Aggressiv« als Umschreibung einer Begebenheit
Wie verhält sich ein Mensch, wenn er aggressiv ist? Finden Sie diesen Begriff eindeutig? Statt der Umschreibung »Herr M. war heute sehr aggressiv« sollten Sie den genauen Hergang beschreiben.

Schreiben Sie also besser:
- »Herr M. schlug mit dem Stock nach mir.«
- »Herr M. hat mich angespuckt.«
- »Herr M. schrie mich an.«

Diese Sätze stellen objektiv die Tatsachen dar.

»Verwirrt« als Umschreibung einer Begebenheit
Wie ist ein Mensch, wenn er verwirrt ist? Zeigt er Verhaltensauffälligkeiten, läuft er in die falsche Richtung, muss gesucht werden oder belästigt er andere? Urteilen Sie selbst: Die Aussage, »Frau M. ist heute sehr verwirrt«, lässt keine Rückschlüsse auf den Aufwand oder den Gehalt der Aussage zu.

Schreiben Sie also:
- »Frau M. versteckte ihre Zahnprothese.«
- »Frau M. weiß nicht, wo sie ist.«
- »Frau M. fragt binnen weniger Minuten x-mal, wo sie sei.«

Diese Eintragungen sind sehr aussagekräftig.

Ich denke, Ihnen ist jetzt klar geworden, worauf ich mit der Aussagefähigkeit einer Eintragung hinaus wollte. »Solche Sätze müssen einem erst einmal einfallen«, sagen mir allerdings viele Seminarteilnehmer. Das ist prinzipiell nicht richtig, denn die Beispiele, die ich angeführt habe, spiegeln die Tatsachen wider, während Umschreibungen der Begebenheit nur einen Abriss darstellen.

Die Worte »aggressiv«, »desorientiert« oder »verwirrt« haben wir im Laufe unseres Berufslebens erst erworben und angenommen. Eigentlich müsste es also viel schwieriger sein, ein konkretes Geschehen so zu umschreiben.

Machen Sie Schluss mit dem Kopfzerbrechen. Schreiben Sie einfach die gesehenen und gehörten Tatsachen nieder, wie sie diese erlebt und gesehen haben.

Krankenbeobachtung und Wahrnehmung spielen eine zentrale Rolle. Wie wichtig dies sein kann, verdeutlichen die folgenden Beispiele:

- »Die Wunde sieht besser aus.«
- »Herr Müller sieht schlecht aus.«
- »Frau Meier hat wenig getrunken.«

Keiner dieser Sätze ist aussagefähig, da die Begriffe keine klare Beschreibung bieten und subjektiv gefärbt sind. Wer von Ihnen hat nicht schon einmal erlebt, dass ein Kollege sagte, dass irgendwas oder irgendjemand gut oder schlecht aussähe und ein anderer konnte dieser Aussage absolut nicht zustimmen?

Würde ein Kollege bei der Übergabe nur sagen: »Herr M. sieht nicht gut aus«, würden Sie sicherlich nachfragen, wie und was zu beobachten war. Schildert Ihr Kollege bei der Übergabe: »Die Wunde sieht schlecht aus«, würden Sie sich damit nicht zufrieden geben.

Deshalb werden bei Übergaben häufig detailliert Auskünfte und Tatsachen weitergegeben, während die Dokumentation nur bedingt aussagefähig bleibt.

Niemand zwingt die Mitarbeiter aus der Pflege, poetisch oder formvollendet zu schreiben. Grundsätzlich ist die Grammatik ebenso wenig zu bewerten wie die Rechtschreibung, solange der Sinn verständlich bleibt und sich die Tatsachen widerspiegeln.

Um dem Vorwurf der wertenden Äußerung aus dem Weg zu gehen, sollten Sie auf folgende Begriffe verzichten:

- gut/schlecht gelaunt
- gut/schlecht drauf
- wütend
- aufbrausend
- giftig

- unmöglich
- frech

Beschreiben Sie auch hier die Tatsachen. Schreiben Sie »hat sich gefreut über« statt »gut gelaunt« oder »scherzte mit mir während des Verbandwechsels«.

Schreiben Sie »Herr M. war aufgebracht, weil er so lange auf die Untersuchung warten musste« oder »Frau M. ist verärgert wegen ihrer Nachbarin« statt »wütend, aufbrausend« oder Ähnliches.

2.3.2 Ungewöhnliche Maßnahmen beschreiben

Es gibt weitere Kategorien, die Sie in einem Bericht vermeiden sollten. Das sind u. a. Selbstverständlichkeiten oder regelmäßig wiederkehrende Tätigkeiten wie z. B. die Aufzeichnung: »Verbandwechsel durchgeführt«. Wenn man davon ausgeht, dass in einem Bericht nur Besonderheiten stehen, so bedeutet dieser Eintrag eine unnötige Doppeldokumentation. Im Verordnungsblatt ist hinterlegt, wie der Verbandwechsel geplant ist und auch an welchem Tag. In der Wunddokumentation oder dem Leistungsnachweis wird der Verbandwechsel mit Handzeichen als geleistet quittiert. Wieso sollte man den Verbandwechsel also erneut im Bericht erwähnen?

Das führt eher zu Fragen. Wenn eine Pflegekraft am Montag den Verbandwechsel abzeichnet und im Bericht nichts einträgt, weil es nichts zu berichten gab und am Mittwoch jemand abzeichnet und zusätzlich »VW durchgeführt« in den Bericht schreibt, fragt man sich doch: Wieso wurde der Verbandwechsel am Montag nur quittiert, aber am Mittwoch zusätzlich als besonderer Hinweis im Bericht erwähnt?

Wäre der Verbandwechsel ungeplant, zusätzlich erfolgt, weil sich der Verband gelockert hatte, wäre es richtig, im Bericht einen Hinweis darauf zu geben. Ansonsten hat der Verbandwechsel im Bericht nichts zu suchen.

Alexandra Hirsch[14] schreibt: »Während selbstverständliche und routinemäßige Maßnahmen nicht jedes Mal dokumentiert werden müssen, gibt es auch ärztliche und pflegerische Maßnahmen, die zum Schutz des Patienten und zur Vermeidbarkeit von Wiederholungen in speziellen Ausweisen dokumentiert werden sollten.«

2.3.3 Einfarbig schreiben ist die bessere Alternative

Ein weiter Punkt, der mir in Kliniken oft begegnet, ist die Tatsache, dass mit unterschiedlichen Farben dokumentiert wird. Der Frühdienst nimmt einen blauen Stift, der Spätdienst grün und der Nachtdienst schreibt rot. Auch das ist ein Relikt aus alter Zeit, ebenso wie die klassische Übergabe (s. Kapitel 6).

Es ist nicht verboten, mit unterschiedlichen Farben zu schreiben. Doch es drängt sich die Frage auf, warum man das tut. Zur besseren Übersicht? Damit man erkennen kann, von welcher Schicht ein Eintrag getätigt wurde? Das war vor 20 Jahren sicher noch notwendig. Denn bis in die 90er Jahre war die Pflegedokumentation eher sporadisch und dünn. Da zeichnete man auch nicht jede Leistung einzeln ab, geschweige denn detailliert mit Datum und Uhrzeit. Unterschiedliche Farben waren sinnvoll, um zu erkennen, wer was gemacht hatte. Auch die Berichte wurden anfangs nicht mit Zeiten versehen, sondern gänzlich ohne oder enthielten die Schichtform (»FD« für Frühdienst, »SD« für Spätdienst usw.). Um nun im Bericht besser erkennen zu können, was wann vorgefallen war, musste man nur nach der Farbe schauen. Nicht zuletzt enthielten Fieberkurven blaue Striche für unkritische und rote für erhöhte Temperaturen. Kurzum: Farben haben Tradition. Aber benötigen wir die Farben auch heute noch? Wenn ein Berichteintrag um 8:40 Uhr erfolgte, welche Schicht könnte das gewesen sein?

Es ist nicht verboten, mit unterschiedlichen Farben zu dokumentieren. Aber wenn ein Bericht kopiert werden muss, sind Grün und Rot auf der Kopie schlecht bis gar nicht lesbar.

---

14 Hirsch 2014

2.3.4 Keine Floskeln oder Selbstverständlichkeiten dokumentieren

Wenn Mitarbeiter in jeder Schicht dokumentieren sollen, kommt selten etwas Gutes dabei heraus. Das liegt daran, dass Mitarbeiter dann mehr darüber nachdenken, was sie schreiben könnten, als dass sie an den Patienten denken. Da überlegt der Mitarbeiter schon, bevor er an der Akte sitzt, was er heute wieder schreiben könnte. Heraus kommen sogenannte Floskeln. Es werden Dinge aufgeschrieben, die gar nicht erwähnenswert sind, wie z. B.:

- keine Besonderheiten
- keine Vorkommnisse
- versorgt nach Plan
- Patient unauffällig
- Patient hatte heute KG

Vielleicht lesen Sie diese Einträge und finden sie gar nicht so schlimm. Schlimm ist relativ. Es geht mir darum, dass diese Eintragungen keinen professionellen Bericht darstellen oder sogar für Irritationen sorgen. Wurden gestern Floskeln (keine Besonderheiten, keine Vorkommnisse, versorgt nach Plan, Patient unauffällig) im Frühdienst eingetragen und heute nicht, stelle ich mir als Außenstehende die Frage: Was war heute los? Es steht gar nicht, dass keine Besonderheiten waren! Wie wurde der Patient heute versorgt? Es steht nicht zu lesen, dass er nach Plan versorgt wurde! Wie ging es dem Patienten heute? Es steht gar nicht, dass er unauffällig war, usw. – Zu guter Letzt frage ich mich, warum der Patient heute noch bei Ihnen weilt, wenn es doch keine Besonderheiten, Vorkommnisse gibt und der Patient nicht auffällig ist.

Eine weitere Anmerkung sei mir noch gestattet: Sie beherrschen die Krankenbeobachtung und Sie freuen sich natürlich, wenn es dem Patienten gut geht und er wohlauf ist. Aber Ihre Freude darüber sollte sich nicht ungefiltert im Bericht niederschlagen. Der Bericht sollte immer in Bezug zum Aufenthalt des Patienten gebracht werden. Schreiben Sie also nicht einfach: »Patient geht es gut«, sondern: »xy ml in zweitem Redon, Pat. konnte mit Gehstützen allein zur Toilette gehen; sagt, die Schmerzen seien erträglich; Bein noch nicht belastbar.«

Dieser Eintrag sagt etwas über den Patienten, etwas über den Grund des Aufenthaltes und spiegelt auch die Krankenbeobachtung in mehreren Ebenen wider.

Der Satz ist Ihnen zu lang? Ja, er ist viel länger als der Satz: »Patient geht es gut«. Aber überdenken Sie die Berichtsführung. Für wen dokumentieren Sie, dass es dem Patienten gut geht? Soll der Eintrag einen Sinn und Zweck haben, darf er nicht auf diese kurze, aber wenig hilfreiche Art geschehen.

2.3.5 Sinnvolles berichten

Wichtig wird ein Pflegebericht insbesondere, wenn dem Patienten unverhofft etwas zustößt; wenn er stürzt, unkontrolliert die Station verlässt etc. Hier muss der Bericht nicht nur präzise das Ereignis darlegen, sondern auch die Situation davor. Wenn ein Patient stürzt, ist es wichtig darzulegen, was unmittelbar zuvor geschah. Wenn ein Patient vermisst wird, taucht die Frage auf, wo er vorher war.

Beginnen Sie den Bericht bei einem Vorkommnis nicht immer direkt mit dem Ereignis, sondern schon vorher, mit einem sogenannten **Positiveintrag**. Bevor Sie das Geschehen eintragen, erinnern Sie sich kurz an die unmittelbare Zeit vorher.

Schreiben Sie also nicht:

Dat	Uhrzeit		HZ
23.8.	15:45	Patient um 15:10 Uhr vor der Toilette gefunden	JK

Schreiben Sie besser:

Dat	Uhrzeit		HZ
23.8.	15:45	Patient um 14:45 Uhr mit Besuch auf dem Flur unterwegs, um 15:10 Uhr vor der Toilette gefunden	JK

Somit wird klar, dass der Patient nicht unbeaufsichtigt war.

Wenn Sie in der Schicht waren, in der das Ereignis geschah, ist es ein Leichtes, immer vorweg einen Positiveintrag zu tätigen. Wenn Sie die Schicht beginnen und ein Ereignis erleben, sollten Sie sich im Eintrag immer auf das Vorher beziehen.

Schreiben Sie also:

Dat	Uhrzeit		HZ
23.8.	7:00	Nachtdienst berichtete keine Besonderheiten. Pat. um 6:30 Uhr vor der Toilette gefunden	JK

Oder:

Dat	Uhrzeit		HZ
23.8.	14:45	Frühdienst berichtete keine Besonderheiten. Pat. seit 13:50 Uhr weder im Zimmer noch Flur angetroffen, nicht auffindbar....	JK

Die Dokumentation ist ein wichtiger Bestandteil der Arbeit und der Haftung. Dass Sie Selbstverständlichkeiten nicht dokumentieren müsssen, ist Ihnen nun sicherlich klar. Doch was müssen Sie über den Rahmen des Üblichen hinaus tun? Betrachten Sie einmal diesen Fall, der dem BGH-Urteil vom 18.03.1986; NJW 86, 2365, zu Grunde liegt:
Der Patient eines Krankenhauses erlitt einen Dekubitus. Die Risikoeinschätzung hierfür fehlte, ebenso wie eine erkennbare, nachvollziehbare Prophylaxe. Die Klägerin verlangte Schadenersatz. Das zuständige Landgericht gab der Klage statt. Das beklagte Krankenhaus ging in Revision und argumentierte, dass jeder, der fest bettlägerig ist, das gleiche »Dekubitusprophylaxeprogramm« bekäme, um Schäden zu vermeiden. Das Oberlandesgericht ließ dieses Argument zu und wies die Klage der Geschädigten ab.
Diese ging in Revision und der BGH hob das OLG-Urteil auf und verwies an dieses Gericht zurück. Es sei die Beweislastumkehr, auch Beweiserleichterung genannt, zugunsten der Klägerin geboten. Das Krankenhaus müsste beweisen, wie das »Standardprogramm« aussähe oder was man für die Patientin unternommen hätte.
Von einer Dokumentation der angeordneten Pflegemaßnahmen hätte nur dann abgesehen werden dürfen, wenn im Krankenhaus der Beklagten eine

allgemeine schriftliche Anweisung bestanden hätte, aus der deutlich hervorging, welche einzelnen prophylaktischen Maßnahmen in den Fällen des Dekubitusrisikos unbedingt durchzuführen waren.
In den Krankenunterlagen war weder enthalten, dass eine erhebliche Dekubitusgefahr bestanden hat, noch gab es Aufzeichnungen, welche angeordneten und getroffenen Pflegemaßnahmen zur Vorbeugung und zur Behandlung des Durchliegegeschwüres durchgeführt wurden. Es fehlte sogar die Eintragung über dessen erste Wahrnehmung.
Die Unterlassung der erforderlichen Dokumentation war ein Indiz dafür, dass im Krankenhaus der Beklagten die ernste Gefahr der Entstehung eines Durchliegegeschwürs nicht erkannt und die Durchführung vorbeugender Maßnahmen nicht in ausreichender Form angeordnet wurden und dass daher das Pflegepersonal nicht so intensiv auf die Prophylaxe geachtet hat.
Die Beklagte (das Krankenhaus) musste die indizielle Wirkung der fehlenden Krankenunterlagen entkräften, was ihr nicht gelang.

2.4 Inhalte einer professionellen Berichterstattung

Tabelle 5 zeigt Ihnen jene Dinge (links), die in den Bericht gehören, bzw. jene (rechts), die von vornherein nicht zu einer professionellen Berichterstattung gehören.

Tabelle 5: (Gewünschte) Inhalte eines Pflegeberichts

Das gehört hinein	Das gehört nicht hinein
Tatsachen (messbare, nachvollziehbare)	Umschreibungen und Überschriften für einzelne Ereignisse (»AZ gut« oder »Patient geht es besser«)
Feststellungen zu Veränderungen und Besonderheiten (geistige, seelische und körperliche)	Wertungen (z. B. schlecht gelaunt, aggressiv, böse, mürrisch)
Auffälligkeiten, Abweichungen	Nicht aussagekräftige Begriffe und Überschriften wie gut/schlecht, wenig/viel, unruhig, verwirrt, desorientiert, keine Besonderheit, versorgt nach Plan Nicht aussagekräftige Zeichen wie k. b. V., o. B., AZ
Das Befinden des Patienten	Eigene Meinung

Das gehört hinein	Das gehört nicht hinein
Visiten der Ärzte und Gesprächsinhalt	Regelmäßig wiederkehrende und geplante Maßnahmen (z. B. Verbandwechsel)
Pflegerelevante Beobachtungen	Nicht pflegerelevante Beobachtungen; alles, was mit dem Patienten nichts zu tun hat

2.5 Der Pflegebericht als Basis für die Abrechnung

Der Pflegebericht ist wichtig. Er spiegelt die Aktualität der Versorgung, des Zustandes und Befindens des Patienten ebenso wider, wie die Entwicklung und den Fortschritt seiner Genesung. Der Bericht ist somit eine wichtige Informationsquelle für alle Beteiligten: die Pflege, die Ärzte, die Therapeuten.

Aber der Bericht ist auch wesentlich für die Abrechnung. Im Krankenhaus ist die Controllingabteilung immer wieder damit beschäftigt, Kürzungen bei der Abrechnung zu vermeiden und MDK-Gutachtern zu erklären, was, wie, wann und warum notwendig war.

Wenn ein Patient der Orthopädie eine Arthroskopie erhalten hat und über Nacht bleiben soll, weil ungewöhnlich viel Sekret in die Redondrainage abfließt, dann ist es äußert ungünstig, wenn nichts davon im Bericht steht. Schlimmer wird es noch, wenn im Bericht gar steht: »Patient geht es gut.« Warum musste der Patient dann über Nacht bleiben, wenn es ihm doch gut ging? Das ist dem MDK und den Kassen als Kostenträger schlecht vermittelbar.

Denken Sie daran, dass Abrechnungsprüfungen meist Wochen oder Monate nach Entlassung durchgeführt werden. Dann weiß mit Sicherheit auf Station niemand mehr, warum dieser spezielle Patient nach einer einfachen Arthroskopie die Nacht auf Station verbrachte. »Wegen einer einzigen Nacht machen doch die Kassen keinen Aufriss«, höre ich mitunter Teilnehmer von Seminaren sagen. Da muss ich widersprechen. Denn nur eine Nacht ist oft unlogischer als drei. Vor allem, wenn es sich um eine Nacht nach einem harmlosen Eingriff, der auch ambulant hätte geschehen können, handelt.

Eine korrekte Berichtsführung ist wichtig. Nicht nur für Sie, zu Ihrer eigenen Sicherheit, sondern auch für die korrekte Abrechnung Ihrer Einrichtung.

Schließlich kostet eine Fehlbelegung das Krankenhaus im Zweifel richtig Geld. In der Prüfempfehlung zur Abrechnung steht in § 4 Abs 2:[15]

»1. primäre Fehlbelegung
Die vollstationäre Aufnahme ist notwendig, wenn diese nach Prüfung durch das Krankenhaus erforderlich ist, weil das Behandlungsziel nicht durch teilstationäre, vor- und nachstationäre oder ambulante Behandlung einschließlich häuslicher Krankenpflege erreicht werden kann (§ 39 SGB V). … Aufgrund der in diesen Fällen erhöhten Dokumentationspflicht ist das Vorliegen der allgemeinen Tatbestände in der Krankenakte festzuhalten.

2. sekundäre Fehlbelegung
Die vollstationäre Behandlung ist notwendig an jedem Behandlungstag, an dem sich der der Aufnahme zugrundeliegende Krankheitszustand des Patienten nach Prüfung durch das Krankenhaus nicht soweit verbessert hat, dass das Behandlungsziel durch teilstationäre, vor- und nachstationäre oder ambulante Behandlung einschließlich häuslicher Krankenpflege erreicht werden kann (§ 39 SGB V). Die Bewertung der sekundären Fehlbelegung durch den MDK-Prüfarzt erfolgt anhand medizinischer und sozialmedizinischer Grundlagen.«

Im Bericht sollte also nicht einfach stehen: »Patient geht es gut«, sondern: »xy ml in zweitem Redon, Patient konnte mit Gehstützen allein zur Toilette gehen; sagt, die Schmerzen seien erträglich; Bein noch nicht belastbar.«

Der Eintrag muss so lang und eindeutig sein. Der MDK kann durchaus Rechnungen kürzen oder Fehlbelegungen anprangern, wenn es Patienten »gut« geht – schließlich sollten sie dann nicht mehr im Krankenhaus sein. Auch die Controllingabteilungen der Kliniken reagieren allergisch auf

15 Deutsche Krankenhausgesellschaft et al. (2004). Gemeinsame Empfehlungen zum Prüfverfahren nach § 17 c KHG

Berichte über Patienten, denen es »gut« geht. Nach ihrer Ansicht besteht dann auch kein Grund mehr dafür, dass ein Patient über Nacht bleibt.

2.6 Der Pflegebericht als Dokumentation bei einem Sturz

Ein Sturz gehört zum allgemeinen Lebensrisiko. So sehen es auch die Experten des Deutschen Netzwerks für Qualitätsentwicklung in der Pflege (DNQP) aus Osnabrück und schreiben im Vorwort des Expertenstandard Sturzprophylaxe: »Jeder Mensch hat das Risiko zu stürzen, sei es durch Unachtsamkeit oder bei einer sportlichen Betätigung.«[16]

2.6.1 Beginnen Sie jeden Eintrag mit einem positiven Satz

Stürzt jedoch ein Patient im Krankenhaus, ist das nicht so lapidar mit einem allgemeinen Lebensrisiko abzuhandeln. Vielmehr muss man heute fürchten, dass die Kostenträger nachhaken, wenn ein Patient im Krankenhaus zu Schaden kommt.

Wichtig sind bei Stürzen immer die folgenden Haftungsfragen:

- Gab es Hinweise auf mögliche Schäden?
- Wurde die im Verkehr erforderliche Sorgfalt beachtet (wurde das Richtige zur rechten Zeit unternommen?)
- Wo waren die Beteiligten/Diensthabenden zum Schadenszeitpunkt?

Um möglichst schon mit Frage 1 aus der Schusslinie zu kommen, sollte bereits der Bericht über den Patienten klären, dass dem Sturz keine akute Gefahrensituation vorausging. Der Eintrag **vor** dem Sturz ist also das Wesentliche. Das bedeutet: Bevor der eigentliche Sturz beschrieben wird, sollte ein sogenannter Positiveintrag erfolgen.

[16] DNQP (2013). Expertenstandard Sturzprophylaxe in der Pflege. Osnabrück, S. 9

Negativ wäre z.B:

Datum	Uhrzeit	Text	Hand-zeichen
14.09.	11:45	Frau S. ist heute sehr unruhig, ließ sich nur schwer versorgen	JK
14.09.	13:00	Fr. S. lag vorm Bett, rief um Hilfe ...	JK

Hier könnte man denken, dass Frau S. bereits vor dem Unfallgeschehen hätte überwacht werden müssen.

Positiv wäre z. B.:

Datum	Uhrzeit	Text	Hand-zeichen
14.09.	11:45	Frau S. ist heute sehr unruhig, ließ sich nur schwer versorgen	JK
14.09.	13:00	Fr. S. hatte sich vor dem Mittagessen wieder beruhigt und lag um 12:15 Uhr entspannt im Bett. Um 12:45 Uhr lag sie dann vorm Bett, rief um Hilfe ...	JK

Auch Nachtdienste leisten sich häufig riskanten Einträge wie diesen:

Datum	Uhrzeit	Text	Hand-zeichen
30.09.	22:30	Herr L. ist unruhig, klingelt häufig wegen Kleinigkeiten	JK
30.09	5:20	Herrn L. vorm Bett liegend vorgefunden ...	JK

Auch hier entsteht der Eindruck, als hätte man nicht mehr nach dem Patienten geschaut. Besser ist es daher, den Bericht mit einem positiven Satz zu beginnen:

Datum	Uhrzeit	Text	Hand-zeichen
30.09.	22:30	Herr L. ist unruhig, klingelt häufig wegen Kleinigkeiten	JK
30.09	5:20	Herr L. schlief beim 3. Rundgang gg. 2:30 Uhr. Um 5:10 Uhr wurde er vorm Bett liegend vorgefunden …	JK

Es ist also sehr einfach, einen positiven Eintrag in den Bericht zu schreiben, wenn man vor einem Ereignis mit dem Patienten Kontakt hatte. So wird sofort deutlich: Es bestand keine unmittelbare Gefahr und daher auch kein Anlass für eine erhöhte Aufsichtspflicht.

War man allerdings nicht selbst im Dienst, oder wurde der Patient von einer anderen Schicht übernommen, muss man sich auf diese andere Schicht beziehen. Keinesfalls sollten Sie den Bericht mit dem Sturzereignis selbst beginnen:

Negativ wäre:

Datum	Uhrzeit	Text	Hand-zeichen
25.09.	13:15	Arztvisite…, Laborwerte…, Verbandwechsel gemacht…	JK
26.09	7:20	Patient im Bad liegend vorgefunden…	JK

Dieser Eintrag suggeriert, dass man sich zwei Schichten lang nicht um den Patienten gekümmert hat. Es ist also besser, der Beschreibung des Sturzereignisses einen Satz vorwegzustellen:

Datum	Uhrzeit	Text	Hand-zeichen
25.09.	13:15	Arztvisite …., Laborwerte…. Verbandswechsel gemacht….	JK
26.09	7:20	Vom Nachtdienst wurden keine Besonderheiten und Auffälligkeiten zum Patienten berichtet. Dennoch wurde er um 7:00 Uhr beim ersten Kontakt im Bad liegend vorgefunden…	JK

Oder:

29.09.	9:30	Patient konnte in Begleitung...	JK
29.09	22:20	Vom Tagdienst wurden keine Besonderheiten und Auffälligkeiten zum Patienten berichtet. Dennoch lag er um 22.00 Uhr beim ersten Rundgang vorm Bett...	JK

So machen Sie deutlich, dass nichts darauf hinwies, dass der Patient einer besonderen Aufsicht bedurft hätte.

2.6.2 Beschreiben Sie das Sturzereignis detailliert

Das Sturzereignis müssen Sie im Pflegebericht darstellen. Leider sind viele Einträge oft unreflektiert, nur schematisch und von den Besonderheiten losgelöst.

So gibt es schlichte Einträge wie:

Datum	Uhrzeit	Text	Handzeichen
14.09.	9:45	Frau S. ist heute früh gefallen	JK

Hier fehlen wichtige Informationen:

- Wann war das Ereignis?
- Wo ereignete sich das Geschehen?
- Wie wurde Frau S. genau vorgefunden?
- Was ist geschehen?
- Gibt es Zeugen?
- Kann Frau S. Angaben zum Hergang machen?
- Hat sie sich verletzt?
- Kann sie sich bewegen?
- Was wurde weiterhin unternommen?

Die Spalten für das Datum und die Spalte für die Uhrzeit sind im Pflegebericht immer aktuell zu füllen. Das bedeutet, das Datum in der Datumsspalte ist immer das aktuelle Datum. Die Uhrzeit in der Uhrzeitspalte ist ebenfalls immer die aktuelle. Es gehört also jene Uhrzeit in die Spalte, zu der der Eintrag in den Bericht erfolgte. Und nicht – wie vielerorts üblich – die Uhrzeit des Geschehens oder des Ereignisses. Im Text selbst muss dann die Uhrzeit des Ereignisses stehen: Wann der Patientn vorgefunden wurde und wann das Ereignis eingetreten ist, denn der Zeitpunkt des Geschehens muss nicht der Zeitpunkt des Auffindens sein.

Korrekt in Bezug auf die Angabe der Uhrzeit sieht der Eintrag wie folgt aus:

Datum	Uhrzeit	Text	Handzeichen
14.09.	9:45	Frau S. wurde um 9:20 Uhr vorm Bett liegend vorgefunden. Nach eigenen Angaben liegt sie schon eine Stunde. Weiteres siehe Sturzprotokoll	JK

2.6.3 Geben Sie den Ort an

Der Berichtseintrag ist nicht vollständig, wenn der Ort fehlt, der Eintrag also aussieht wie folgt:

Datum	Uhrzeit	Text	Handzeichen
17.09.	7:35	Herr P. wurde um 7:20 Uhr am Boden liegend vorgefunden	JK

Hier fehlt der Hinweis darauf, wo der Patient gefunden wurde. Der Ort lässt manchmal Rückschlüsse auf Ereignisse zu: Wurde also Herr P. im Zimmer, auf der Toilette oder im Flur gefunden?

Geht Herr P. üblicherweise allein zur Toilette, wäre die Ortsangabe »in der Toilette« nachvollziehbar. Zudem muss niemand damit rechnen, dass Herr P. auf dem Weg zur Toilette verunfallt. Ein Haftungsverschulden wäre hier klar minimiert.

Geht Herr P. aber sonst nie allein auf die Toilette, so müssen die Pflegekräfte auch heute nicht damit rechnen, dass Herr P. etwas Neues ausprobiert, zur Toilette geht und fällt. Auch hier ist das Haftungsrisiko minimiert.

Korrekt in Bezug auf die Angabe des Orts sieht der Eintrag aus wie folgt:

Datum	Uhrzeit	Text	Handzeichen
17.09.	7:35	Von der Nachtwache keine Besonderheiten berichtet. Dennoch wurde Herr P. um 7:20 Uhr vor der Toilette am Boden liegend vorgefunden. Weiteres siehe Sturzprotokoll	JK

Steht jemand üblicherweise allein vom Bett auf, so ist nicht zu erwarten, dass dieser Mensch ausgerechnet heute dabei hinfällt. Auch hier ist das Ereignis nicht vorhersehbar. Ebenso nicht vorhersehbar ist ein Ereignis, wenn der Patient sonst nicht allein aufgestanden ist.

Hinweis

Wer sollte Sie dafür zur Verantwortung ziehen, dass etwas Unvorhersehbares geschah?

2.6.4 Stellen Sie den Verlauf im Bericht dar

Nachdem das Ereignis im Bericht dargestellt und die ersten Handlungen (Vitalzeichenmessung, Frage nach Schmerzen, Überprüfung der Beweglichkeit, ggfs. Information des Arztes) beschrieben wurden, ist der Prozess noch nicht beendet. Ein Patient sollte nach einem Sturzereignis mindestens 24 Stunden lang beobachtet werden.

Das bedeutet auch, dass Sie bereits kurze Zeit nach dem Sturzereignis, ca. 30 bis 60 Minuten später, wieder nach dem Patienten sehen müssen. Das geschieht in den meisten Fällen auch. Es wird aber leider meist nicht dokumentiert.

3 DIE PFLEGEPLANUNG

Die Pflegeplanung ist Teil des Pflegeprozesses. Der Pflegeprozess und seine sechs Schritte (nach Fiechter & Meier) oder vier Schritte (laut WHO) sind bekannt. Doch die Pflegeplanung ist lediglich für die Hälfte des Pflegepersonals im Krankenhaus die Basis ihrer täglichen Arbeit.[17]

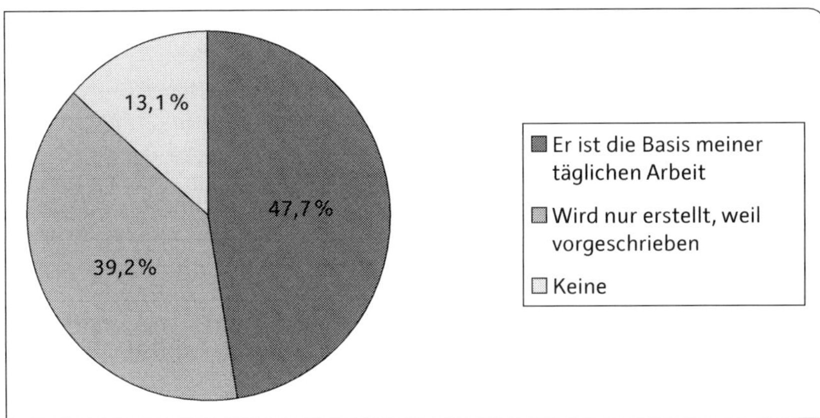

Abb. 1: Bedeutung des Pflegeprozesses für die eigene Praxis.

Die Pflegeplanung ist vielerorts nicht eine Planung der Pflege, sondern ungeliebter Ballast im Arbeitsalltag. So gaben in der nicht repräsentativen Online-Umfrage des DBfK immerhin 25 % der Teilnehmer an, dass die Pflegeplanung nach Schichtende erfolgt. Das hängt nicht zuletzt auch an den aufwendigen Systemen, die genutzt werden. Zudem wird in manchen Häusern doppelt dokumentiert, schriftlich und per EDV. So ist es für viele Pflegende nicht immer einfach, ihre Arbeit gern und richtig zu planen. Das wiederum liegt nicht selten an der Verkomplizierung des Pflegeprozesses (vgl. Kapitel 3.2).

17 Auswertung der Online-Umfrage: »Pflegeprozess im Krankenhaus«, im Internet: http://www.dbfk.de/verband/bags/BAG-Pflege-im-Krankenhaus/TOP-9.2-Antrag-15-Tischvorlage.pdf [Zugriff am 27.10.2014]

3.1 Grundsätze

Die Pflegeplanung sollte, so der Name, eine Planung der Pflege sein. Das bedeutet zum einen, dass hier nicht die Behandlungspflege geplant wird – die ist Sache des Arztes. Er plant die Behandlungspflege, also das Was, Wann, Wie, Womit und Wie oft. Es macht also keinen Sinn, die angesetzte Heparinisierung, die Infusion, den Verband etc. noch einmal in einer Planung zu wiederholen. Dazu gibt es das Behandlungs- oder Anordnungsblatt.

Die Pflegeplanung sollte dagegen die Ressourcen und Probleme des Patienten zeigen und die einzuleitenden Maßnahmen der Pflege. Dabei muss eines klar sein: Wer ein Risiko erkennt, muss handeln. Wer ein Risiko per Assessment oder als Risiko im Pflegeproblem benennt, muss die dazugehörige Prophylaxe planen und einleiten. Sie finden das logisch? Damit haben Sie recht, aber dennoch begegnen mir »Planungen« wie diese:

Pflegeproblem	Ziele	Maßnahmen
Patient ist fest bettlägerig. Dekubitusrisiko an allen Auflageflächen	Haut bleibt intakt	Umlagerung nach ca. 2 Stunden, im Wechsel: rechts, links, Rücken

Sie fragen sich, was hieran falsch ist? Ganz einfach: Die geplante Maßnahme passt nicht zum definierten Problem! Wenn der Patient an allen Auflageflächen gefährdet ist, so gehören auch die beiden Fersen dazu. Wenn die Fersen gefährdet sind, was die Darstellung des Problems vermuten lässt, so muss man auch eine Maßnahme gegen die gefährdeten Stellen an der Ferse ergreifen. Sie sehen: Egal, wie oft man umlagert, es nutzt den Fersen nichts, sie können dennoch den ungewünschten Dekubitus erleiden. Geplant werden müsste bei diesem Pflegeproblem eine Prophylaxe wie Freilagerung oder Weichlagerung für die Fersen. Für den Rest des Körpers reicht die Umlagerung.

Ein anderes Beispiel:

Pflegeproblem	Ziele	Maßnahmen
Patient ist in seiner Bewegung eingeschränkt, gehbehindert und sturzgefährdet	Sturzrisiko ist minimiert	• Auf feste Schuhe achten • Auf Klingel hinweisen • Nachtbeleuchtung • Auf Stolperfallen achten

Auch hier passen Probleme und Maßnahmen nicht zueinander. Wie könnten Sie als Pflegekraft mit diesen Maßnahmen das Problem beheben? Wie viele Stolperfallen sollen Sie aus dem Weg räumen und vor allem welche, um die Gehbehinderung zu kompensieren? Nutzen feste Schuhe wirklich, wenn die Bewegung eingeschränkt ist? So ganz rund ist der Prozess auch hier nicht.

Maßnahme und Probleme sollten stets zueinander passen, wie Topf und Deckel. Das bedeutet, dass bei den beiden Beispielen eine der beiden Spalten falsch sein muss. Wenn die Problembeschreibung stimmt, ist die Maßnahmenplanung falsch. Wenn die Maßnahmen stimmen, ist die Problembeschreibung falsch.

Probleme und Maßnahmen stehen sich gegenüber. Mit den Maßnahmen soll das Problem gelöst, wenigstens ausgeglichen oder kompensiert werden können.

Passend wären folgende Beschreibungen:

Pflegeproblem	Ziele	Maßnahmen
Patient trägt nicht immer feste Schuhe, geht in Badelatschen	Trägt feste Schuhe	An feste Schuhe erinnern
Patient klingelt nicht immer. Obwohl er besser nicht allein aufstehen sollte, versucht er es trotzdem	Patient klingelt bei Hilfebedarf	Patient darauf hinweisen zu klingeln und nicht allein aufzustehen

Pflegeproblem	Ziele	Maßnahmen
Patient stellt immer wieder alles vor sein Bett auf den Boden und baut sich so Stolperfallen	Weg um das Bett ist frei	Auf Stolperfallen aufmerksam machen; darum bitten, den Weg ums Bett herum frei zu lassen
Patient geht nachts ohne Licht allein auf Toilette/Toilettenstuhl	Es brennt stets ein Orientierungslicht	Nachtlicht als Orientierung brennen lassen

Sie sehen: Die Maßnahmen passen zum Problem und umgekehrt. Letztlich ist eine Planung wie eine Waage. Wirft man auf einer Seite etwas in die Waagschale, muss das Gegengewicht in gleichem Maße auf der anderen Seite eingelegt werden, um die Waage in Balance zu halten.

Hier noch zwei Klassiker der Pflegeplanung, einmal falsch und einmal korrekt.

Falsch:

Pflegeproblem	Ziele	Maßnahmen
Patient ist inkontinent	Haut bleibt intakt	Hilfe bei der Ausscheidung und Inkontinenzproduktwechsel

Stellen Sie sich die Waage vor: Ist das Gleichgewicht hergestellt? Passt die Maßnahme zum Problem? Hilft die Maßnahme, das Problem des Patienten zu beseitigen oder zu kompensieren? Klare Antwort: Nein. Das Problem ist falsch gewählt.

Richtig wäre:

Pflegeproblem	Ziele	Maßnahmen
Patient ist inkontinent und kann die Toilette nicht allein aufsuchen und sein Inkoprodukt wechseln	Patient scheidet auf Toilette aus	Hilfe bei der Ausscheidung und Inkontinenzproduktwechsel

Noch ein negatives Beispiel:

Pflegeproblem	Ziele	Maßnahmen
Trägt Dauerkatheter	Infekte vermeiden	Blasentraining und Infektionsprophylaxe

Passend zum Problem müsste aber stehen:

Pflegeproblem	Ziele	Maßnahmen
Durch transurethralen Dauerkatheter besteht ein Infektrisiko und der Patient hat keine Kontrolle über die Blasenentleerung	Infekte vermeiden	Blasentraining und Infektionsprophylaxe

Warum fällt die Pflegeplanung vielen Pflegekräfte so schwer? Ich vermute, weil die Pflegekräfte zwar immer wissen, was sie tun und auch das Richtige zur rechten Zeit tun, aber sie sind verunsichert, wenn sie diese Leistung zu Papier bringen sollen. Im Prinzip weiß jede Fachkraft, dass nicht eine Gehbehinderung das Problem ist, sondern dass der Patient trotz Gehbehinderung keine festen Schuhe trägt oder allein läuft, obwohl er das nicht soll. Jede Fachkraft weiß, dass nicht die Inkontinenz das Problem ist, sondern dass der Patient nicht allein auf die Toilette kann oder dass er mit seinem Inkontinenzprodukt nicht klarkommt.

Beginnen Sie deshalb jede Pflegeplanung bei den Maßnahmen. Wenn Sie die Maßnahmen geschrieben haben, finden Sie das dazugehörige Problem leichter. Denn das Problem hat fast denselben Wortlaut wie die Maßnahme. Wenn Sie jemanden umlagern, dann tun Sie das, weil er selbst es nicht kann. Wenn Sie jemanden ans Trinken erinnern, dann tun Sie das nur, weil er es vergisst. Wenn Sie jemandem aus dem Bett helfen, dann tun Sie das, weil er es nicht kann usw.

Informationen wie Sehschwäche, Schwerhörigkeit, Demenz, Diabetes, Inkontinenz etc. sind nur Informationen oder manchmal Ursachen für ein Problem. Informationen sind oft unveränderliche Tatsachen, die Sie hinnehmen müssen. Sie sind aber nie das eigentliche Problem.

Fazit

Das Pflegeproblem ist immer das, was Sie als Pflegekraft zum Handeln zwingt.

3.2 Vereinfachen Sie die Planung

Pflegeplanungen sind vielen Pflegekräften oftmals nur lästig. Ein Grund ist die fehlende Zeit. Weitere Gründe sind aber auch die fehlende Einsicht in den Aufwand, die umständliche Handhabung oder die mitunter begründete Annahme, es schaue ohnehin niemand hinein. Das frustiert natürlich. Aber warum werden einige Planungen nicht gelesen? Weil sie zu umfangreich sind! Nicht selten werden Planungen nämlich nach einem Pflegemodell geschrieben und an den (bekannten) Pflegemodellen von Krohwinkel oder Juchli übten namhafte Pflegekräfte schon von Beginn an Kritik. Zu den größten Kritikern gehörten:

Benner & Wrubel 1989:
Modelle sind
- theorielastig
- aufgeblasen
- mechanische, abstrakte Betrachtung
- an der Krankheit, statt am Mensch orientiert

Stösser 1992:
- Modelle bedeuten eine unnötige Verkomplizierung der Pflegeplanung.
- Sie sind zudem ohne erkennbare Vorteile für Patient und Pflegekräfte.

Der Aufbau einer Pflegeplanung ist aber von je her beliebig und frei wählbar, wie alle anderen Vordrucke der Dokumentation auch. Jedes Krankenhaus kann zwischen dutzenden Dokumentationsherstellern wählen oder eigene Formblätter oder Dateien entwerfen. Es gibt auch für die Art der Pflegedokumentation (EDV oder Papier) keine Vorschriften. »Entscheidend für den Aufbau eines schlüssigen Pflegeplanungs- und Dokumentationssystems ist nicht die schematische Bearbeitung eines Pflegemodells, sondern eine kundenorientierte, schlüssige und vollständige Abbildung des Pflegeprozesses, der sich an pflegewissenschaftlichen und fachlichen Standards misst und an den Leitbildern und Werten der Einrichtungen und Dienste orientiert.«[18]

Wer den Aufbau der Pflegeplanung nach einem Pflegemodell wählt, wähnt sich in aller Regel auf der sicheren Seite. Die Modelle werden in den Ausbildungsstätten gelehrt, sind den meisten Mitarbeitern bekannt und haben somit einen hohen Wiedererkennungswert. Aber sie sind eben älter und meist zu aufwendig. Sie nutzen weder dem Mitarbeiter noch dem Patienten. Sie werden nicht zuletzt wegen der Anwendung von starren Formalien auch genau so starr ausgefüllt.

Klar ist aber auch, dass niemand, weder Kassen noch MDK oder andere an der Dokumentation Interessierte, sich für die 13 AEDL von Krohwinkel oder die 12 ATL von Juchli interessieren. Das bedeutet im Zweifel, dass man sich mit einem Blatt über 12 oder 13 Aktivitäten zu viel Arbeit macht. Am Ende spielen für die Abrechnung, für die Qualität und für die Haftung nur die Grundpflege, Kognition und die Risiken eine Rolle.

Tabelle 6 zeigt die beiden in Deutschland wohl bekanntesten Modelle im direkten Vergleich. Fragen Sie sich einmal, wer sich für all die einzelnen Aktivitäten und Punkte interessieren könnte.

---

18 Landespflegeausschuss Niedersachsen (2004). Grundprinzipien und Leitlinien der Pflegedokumentation. Empfehlung des Landespflegeausschusses gemäß § 92 Abs. 1 Satz 2 SGB XI vom 28.10.2004, Hannover

Tabelle 6: Pflegemodelle im Vergleich (Reihenfolge geändert)

ATL (Juchli)	AEDL (Krohwinkel)
• Kommunizieren • Sich bewegen • Körpertemperatur regulieren • Sich waschen und kleiden • Essen und trinken • Ausscheiden • Atmen • Wachsein und schlafen • Raum und Zeit gestalten • Frau, Mann sein • Sich sicher fühlen und verhalten • Sinn finden im Werden, Sein, Vergehen	• Kommunizieren können • Sich bewegen können • Vitale Funktionen des Lebens aufrecht erhalten können • Sich pflegen können • Essen und Trinken können • Ausscheiden können • Sich kleiden können • Sich beschäftigen können • Sich als Mann und Frau fühlen können • Für eine sichere Umgebung sorgen können • Soziale Bereiche des Lebens sichern können • Mit existenziellen Erfahrungen des Lebens umgehen können

Eine Pflegeplanung kann aber auch einen Aufbau haben wie die Anamnese (vgl. Kapitel 4.2):

A) Körperpflege und Kleiden
B) Ernährung und Trinken
C) Ausscheidung
D) Mobilität
E) Kommunikation
F) Kreislauf für Patienten mit Hemi-, Para- oder Tetraplegie
G) Wundmanagement

Vergleichen Sie diese Liste mit den beiden Modellen von Krohwinkel bzw. Juchli. Sie werden feststellen, dass diese sieben Punkte kompakter sind. Sie werden auch feststellen, dass sich im Zweifel niemand für mehr als für die genannten Bereiche interessiert. Deshalb ist es sinnvoll, wenn alle Beteiligten nach einem solchen Modell vorgehen. Hat der Patient keine Parese und keine Wunde, reduziert sich die Planung sogar auf nur fünf Bereiche:

A) Körperpflege und Kleiden
B) Ernährung und Trinken
C) Ausscheidung
D) Mobilität
E) Kommunikation/Kognition

Das ist kompakt, übersichtlich und auch zu leisten. Zu diesen Begriffen benötigen Sie noch nicht einmal Schulungen, denn diese Begriffe sind selbsterklärend.

3.3 Standardisieren Sie die Planung

Um Pflegekräften viel Schreibarbeit zu ersparen, kann man Pflegeplanungen auch standardisieren. Das bedeutet, dass der genutzte Vordruck bereits vorausgefüllt ist. Die Pflegekraft kreuzt nur noch das Zutreffende an oder streicht Unzutreffendes. EDV-gestützte Versionen haben sogar oft Textbausteine, die man einfach anklickt und uneingeschränkt nutzen kann. Das klingt verlockend. Mit wenigen Klicks ist eine Pflegeplanung erstellt.

Aber lassen Sie sich nicht blenden. Wer nur auf die Textbausteine setzt, erhält nie eine individuelle Planung.

Ich zeige Ihnen im Folgenden die an der Abrechnung orientierte Pflegeplanung in den Bereichen

A) Körperpflege und Kleiden
B) Ernährung
C) Ausscheidung
D) Bewegung und Lagerung
E) Kommunikation/Kognition

Der Teil E spielt bei Erwachsenen abrechnungstechnisch keine Rolle. Er komplettiert jedoch das Bild des Patienten. Insofern kann dieser Teil für die Geriatrie, für die Inneren Abteilungen und vor allem bei der Versorgung von Menschen mit Demenz höchst aufschlussreich sein.

Patientenaufkleber: ______________________________

Planung erstellt von/am: ______________________________

Bereich A) Körperpflege und Kleiden

Allergien gg. Pflegemittel
☐ nicht bekannt ☐ ja: ______________________________

Wichtige Informationen/Wünsche/Gewohnheiten/Vorlieben/Bedürfnisse
____

Ressourcen des Patienten (Was kann er noch?)
____

Maßnahmen der Pflegekräfte (ggf. präzisieren)
☐ Teilhilfe Körperpflege ohne Erschwernis
☐ **A1:** Waschen mit Anleitung
☐ **A2:** Mehrfachwaschung erforderlich (**min 4x tägl., davon 2x Ganzkörper**)
☐ **A3:** Therapeutisches Waschen nach Konzept
☐ **A4:** Waschen mit 2 Pflegekräften
☐ **A5**: Vollständige Hilfe Körperpflege**, zzgl. atemst. Einreibung oder 4x spez. Mundpflege und 2x tägl An-/Auskleiden**
☐ vollständige Hilfe Körperpflege ohne Erschwernis
☐ Teilhilfe Mundpflege
☐ vollständige Hilfe Mundpflege

G 1: Fehlhandlungen, Verweigerung
☐ nein ☐ ja: ______________________________

G 4: Extremer Schmerz beim Waschen
☐ nein ☐ ja: ______________________________

G 5: Positionswechsel im Bett nicht selbst
☐ nein ☐ ja, wegen: ______________________________
oder: mind. 3 Zu-/Ableitende Systeme oder Spastiken, oder Übergewicht BMI > 35
☐ nein ☐ ja, welche: ______________________________

G 7: Waschen mit 2 Pflegekräften
☐ nein ☐ ja, weil: ______________________________

G 9: Mehrfachwaschung
☐ nein ☐ ja: ______________________________

G 10: Therapeutische Waschung

☐ nein ☐ ja: ______

G 11/A7: Vollständig abhängig mit Isolierung

☐ nein ☐ ja: ______

G 11/A6: Vollständig abhängig mit 8x tägl. Maßnahmen wg. aufwendigem Tracheostomamanagement

☐ nein ☐ **ja:** ______

G 12/A8: 2x tägl. Ganzkörperwaschung mit An-/Auskleiden

☐ nein ☐ ja: ______

Folgende Prophylaxen sind erforderlich:

Intertrigoprophylaxe mit: ______ **Häufigkeit:** ______

Pneumonieprophylaxe mit: ______ **Häufigkeit:** ______

Soorprophylaxe mit: ______ **Häufigkeit:** ______

Sonstige Prophylaxe bei der Körperpflege: ______
Häufigkeit: ______

Sonstige Maßnahmen bei der Körperpflege: ______

Problem (Warum muss der Mitarbeiter diese Maßnahmen übernehmen?) sowie evtl. Risiko eines Intertrigo (gefährdete Körperstellen genau benennen)

______

Intertrigoneigung (Wundsein)

☐ nein ☐ ja, an folgenden Stellen: ______
(Prophylaxe siehe Maßnahme)

Problematische Haut bekannt

☐ nein ☐ ja, an folgenden Stellen: ______
warum: ______
(Prophylaxe siehe Maßnahme)

Pneumonierisiko bekannt

☐ nein ☐ ja, weil: ______
(Prophylaxe siehe Maßnahme)

Soor/Parotitisgefahr bekannt

☐ nein ☐ ja, weil: ______
(Prophylaxe siehe Maßnahme)

Probleme der Mundschleimhaut

☐ nein ☐ ja: ______

Ziele (Was hat die Maßnahme für einen Zweck? Was ist realistisch erreichbar?)

Evaluation/Auswertung/Kontrolle/Ergebnis spätestens zur Entlassung

Datum	Bemerkungen	Handzeichen

Patientenaufkleber: ______________________

Planung erstellt von/am: ______________________

Bereich B) Ernährung und Trinken

Wichtige Informationen:

Allergien gg. Lebensmittel
☐ **nicht bekannt,** ☐ ja: ______________________

Wünsche/Gewohnheiten/Bedürfnisse:

____

Ressourcen des Patienten (Was kann er noch?) und wie viel trinkt er am Tag und was wiegt er im Schnitt?

____

Therapie für Ess-/Trinktraining
☐ nein, nicht erforderlich ☐ ja: ______________________

Hochkal. Nahrung/Trinknahrung geordert
☐ nein, nicht erforderlich ☐ ja: ______________________

Infusion zur Flüssigkeitssubstitution
☐ nein, nicht erforderlich ☐ ja: ______________________

PEG Ernährung
☐ nein, nicht erforderlich ☐ ja: ______________________

Parenterale Ernährung
☐ nein, nicht erforderlich ☐ ja: ______________________

Maßnahmen der Pflegekräfte (ggf. erläutern und präzisieren)

- ☐ **Teilhilfe orales Trinken**
- ☐ **B1: vollständige Hilfe Trinken oral, mind. 9x tägl., Trinkmenge mind. 1000 ml per Protokoll nachgewiesen**

- ☐ **Teilhilfe orales Essen**
- ☐ **B1: vollständige Hilfe beim Essen oral, mind. 4 Mahlzeiten oder 9 Zwischenmahlzeiten, und 7x Trinken/Tag, Menge 1500ml mit Protokoll nachgewiesen**
- ☐ **B 3: Anleitung mind. 4 Mahlzeiten und Transfer an den Tisch oder Aufsetzen bei Hemi-/Para-/Tretaplegie oder Anlegen von Korsagen/Orthesen**
- ☐ **B 4: Trink- und Esstraining nach individuell aufgestellter Maßnahmenplanung mind. 4x tägl. und detaillierter Protokollierung**
- ☐ **B 5: Bolusgabe mind. 7x tägl. mind. 100 ml/Bolus**

G 1: Fehlhandlungen, Verweigerung

☐ nein ☐ ja, wie: ______

G 2: Verlangsamte Handlung (auch Bolusgabe)

☐ nein ☐ ja: ______

G 5: Erschwernisse

☐ nein ☐ ja, welche (z. B. BMI >35, fehlende Kraft, 3 zu-/ableitende Systeme): ______

G 6: Isst im Bett (Tisch nicht mögl.)

☐ nein ☐ ja, weil: ______

G 8/B2: Kau-Schluckstörung mit Stimulation

☐ nein ☐ ja: ______

G 11: Abläufe nicht verstanden

☐ nein ☐ ja: ______

G 12: vollständig abhängig

☐ nein ☐ ja, weil: ______

Sonstige Maßnahmen: ______

Problem (Warum muss der Mitarbeiter diese Maßnahmen übernehmen?) sowie evtl. Risiken (Gewichtsverlust, kritische Trinkmenge)

G 10: Gewichtsverluste bekannt

☐ nein ☐ ja: ______
(ggf. Assessment ausfüllen!)

Untergewicht (BMI 18,5) bekannt

☐ nein, Patient wiegt im Schnitt ____ Kilo, trägt Konfektionsgröße ____

G 10 Untergewicht (BMI 18,5) bekannt

☐ ja, (ggf. weil): *weil Nahrungsaufnahme durch demenzielle Erkrankung erschwert*

G 5 Übergewicht (BMI >35)

☐ nein ☐ ja: ______

Kritische Trinkmenge bekannt

☐ nein, Patient trinkt im Schnitt ____ Liter/Tag

Kritische Trinkmenge bekannt

☐ ja, Patient trinkt im Schnitt ____ Liter/Tag, weil: ______
(Protokoll ansetzen, Arzt informieren!)

Ziele (Was hat die Maßnahme für einen Zweck? Was ist realistisch erreichbar?)

Evaluation/Auswertung/Kontrolle/Ergebnis spätestens zur Entlassung

Datum	Bemerkungen	Handzeichen

Patientenaufkleber: ____________________

Planung erstellt von/am: ____________________

Bereich C) Ausscheidung

Allergien gg. Materialien
☐ **nicht bekannt** ☐ ja: ____________________

Wichtige Informationen/Vorlieben/Wünsche/Gewohnheiten/Rituale/Wichtige Hinweise (nur in Bezug auf den Bereich Ausscheidung)

____

Ressourcen des Patienten (Was kann er noch selbst?)

____

Nutzung von sächlichen Hilfsmittel (Toilette, Toilettenstuhl, Steckbecken, Urinflasche, Lifter etc.)

____

Stuhlgangfrequenz
☐ Nahezu tägl. ☐ 3–4x/Woche ☐ 2–3x/Woche ☐ 1–2x/Woche

Katheter
☐ nein, ☐ ja, zuletzt gelegt: ____________________

Transurethral: ____________________ **sub. Pub.** ____________________
Verwendetes Material ____________________ **Blockung:** ____________________

Stoma
☐ nein ☐ ja, folgendes: ____________________

Maßnahmen der Pflegekräfte (ggf. erläutern und präzisieren)
☐ **Teilhilfe Ausscheidung**
☐ **Vollständige Hilfe Ausscheidung**
☐ **C3: Volle Hilfe bei der Ausscheidung 4x tägl. und Fremdkatheterismus oder Ausräumen *oder* Kolonpassage oder mit 2 Pflegekräften mind. 1x tägl.**
☐ **Hilfe Steckbecken/Urinfl./Toilettenstuhl**
☐ **C1: Hilfe mit Transfer mind. 4x täglich**
☐ **C 2: Kontinenzförderung nach DNQP Standard, differenziert nachgewiesen mit Protokoll**

G 1: Fehlhandlungen durch den Patienten
☐ nein ☐ ja: ____

G 4: Extr. Schmerz bei Ausscheidung
☐ nein ☐ ja: ____

G 5: Erschwernisse
☐ nein ☐ ja, welche (z. B. BMI >35, fehlende Kraft, 3 zu-/ableitende Systeme):
____

G 6: Fehlende Mobilität zu Toilette
☐ nein ☐ ja, weil: ____

G 9: Inkontinenz
☐ **unabhängig kompensierte Kontinenz**
☐ **abhängig kompensierte Kontinenz**
☐ **unabhängig kompensierte Inkontinenz**
☐ **abhängig kompensierte Inkontinenz**

G 10: Unselbstständig bei Ausscheidung
☐ nein ☐ ja, weil: ____

G 11: Ausgeprägte Obstipation
☐ nein ☐ ja, weil: ____

IKM Wechsel
☐ nein ☐ ja, was wie häufig: ____

Folgende Prophylaxen sind erforderlich:

Intertrigoprophylaxe mit: ____ **Häufigkeit:** ____

Obstipationsprophylaxe mit: ____ **Häufigkeit:** ____

Sonstige Prophylaxe bei der Ausscheidung: ____
Häufigkeit: ____

Somit fehlt im Ernstfall der Nachweis, dass Sie Ihrer Fürsorgepflicht nachgekommen sind und sich um den Patienten bemüht haben.

Fazit

Sie müssen es sich angewöhnen, nach einem Ereignis noch einmal zu dokumentieren. Auch der nachfolgende Kollege sollte das zwingend noch einmal tun. Schließlich kann es durchaus sein, dass der Patient, der unmittelbar nach dem Ereignis nicht über Schmerzen klagte, Stunden später doch Beschwerden, Verletzungen, Einblutungen o. a. hat.

2.6.5 Wo waren Sie, Schwester ...?

Scherzhaft gesagt: Wenn ein Patient stürzt, sollten Sie möglichst weit weg und gut beschäftigt sein. Hinter diesem Scherz steckt ein Fünkchen Wahrheit. Wenn Sie um 23:00 Uhr einen Patienten im Zimmer 345 lagern, können Sie nicht gleichzeitg den Sturz in Zimmer 355 verhindern. Wenn Sie in Zimmer 5 den Verband wechseln, Ihre Kollegin in Zimmer 19 auf die Klingel reagiert, und die dritte Kraft im Bunde gerade den Frühstückswagen über den Flur zieht, kann keiner von Ihnen einen Sturz im hinteren Treppenhaus verhindern. Vorausgesetzt, dass die Situation vor dem Sturz ungefährlich war (vgl. Kapitel 2.6.1).

Fazit

Machen Sie deutlich, wo sich die Diensthabenden zum Schadenszeitpunkt aufhielten. Achten Sie dabei darauf, dass nicht alle gleichzeitig in der Pause waren, denn eine Pause ist Freizeit und keine Arbeitszeit. Die Angaben zum Aufenthaltsort der Diensthabenden sollten sich entweder im Sturzprotokoll wiederfinden oder im Pflegebericht.

Problem (Warum muss der Mitarbeiter diese Maßnahmen im Bereich der Ausscheidung übernehmen? Ggf. Verweis auf »G« Nummerns falls PKMS)
G 1 und G 10

Intertrigoneigung (Wundsein) Intimbereich
☐ nein ☐ ja, an folgenden Stellen: ____________________
(Prophylaxe siehe Maßnahme)

Obstipationsneigung bekannt
☐ nein ☐ ja, weil: ____________________
(Prophylaxe siehe Maßnahme)

☐ Patient nimmt selbstständig Abführmittel
☐ Angehöriger verabreicht eigenständig Abführmittel
☐ Medikamente zur Obstipationsprophylaxe vom Arzt verordnet
☐ nein ☐ ja, siehe Mediplan

Ziele (Was hat die Maßnahme für einen Zweck? Was ist realistisch erreichbar?)
Intakte Haut

Evaluation/Auswertung/Kontrolle/Ergebnis spätestens zur Entlassung

Datum	Bemerkungen	Handzeichen

Patientenaufkleber: ______________________________

Planung erstellt von/am: ______________________________

Bereich D) Mobilität

Wichtige Informationen/Wünsche/Gewohnheiten/Bedürfnisse
____

Ressourcen des Patienten (Was kann er noch in Bezug auf Mobilität?)

____

Nutzung von Hilfsmitteln (Wechseldruckmatratze, Rollator, Stock, Gehwagen, Lifter etc.) Wie nutzt der Patient das Hilfsmittel, mit oder ohne Hilfe, sicher oder unsicher im Umgang mit Hilfsmittel?

____

Was übernehmen andere Berufsgruppen (Krankengymnastik etc.) oder Angehörige in diesem Bereich?

____

Maßnahmen der Pflegekräfte (ggf. erläutern und präzisieren)

☐ D1: Lagerungswechsel (bzw. Mikrolagerung) mind. 10x tägl. bedingt durch:

____

☐ D2: Mind. 8x tägl. Lagerungs-/Positionswechsel und/oder Mobilisation, davon mind. 4x tägl. mit 2 Pflegepersonen

☐ D3: Hilfe bei Mobilisation aus dem Bett mit zusätzlich erforderlichen Aktivitäten wie:

- aufwendiges Anlegen von z. B. Stützkorsagen/-hosen vor/nach der Mobilisation oder
- mindestens 4x tägl. Spastik des Patienten lösen und Anbahnung normaler Bewegungsabläufe durch Fazilitation, Inhibitation mindestens 2x tägl.

☐ D4: Aufwendige Mobilisation aus dem Bett und

☐ Gehtraining unter Anwendung von Techniken wie Fazilitation, Inhibitation, Kinästhetik oder

☐ Gehtraining nach verschiedenen therapeutischen Konzepten wie NDT, MRP, Bobath oder

☐ Gehtraining mit Gehhilfen wie Unterarmgehstützen, verschiedene Gehwagen

Folgende Prophylaxen sind erforderlich:

Dekubitusprophylaxe mit: ______________________ **Häufigkeit:** __________
- ☐ **Umlagerung (Wann wie oft?):** ______________________________________
- ☐ **mit 2 Pflegekräften**
- ☐ **Positionswechsel (Mikrolagerung) im Bett**
- ☐ **Positionswechsel (Mikrolagerung) im Rollstuhl**
- ☐ **Sturzprophylaxe: wie, was, wann, wie oft:**

  ____
- ☐ **Hilfe beim Transfer/Umsetzen**
- ☐ **Hilfe beim Gehen**
- ☐ **Thromboseprophylaxe:** ______________ **Kompressionsstrümpfe Größe:** ____
- ☐ **Kompressionsverband: Art:** ____________________________________
- ☐ **Kontrakturprophylaxe:** ______________________ **Häufigkeit:** __________

Sonstige Maßnahmen bei der Mobilität: ____________________________
Häufigkeit: ____

Problem (Warum muss der Mitarbeiter diese Maßnahmen übernehmen?) sowie Risiken (Pneumonie, Thrombose, Sturz, Kontraktur, Dekubitus,) Achtung: gefährdete Körperstellen exakt benennen

____

G 1: Abwehr beim Lagern/Mobilisieren
☐ nein ☐ ja, wie folgt: ______________________________________

G 1: **Hin/Weglauftendenz**
☐ nein ☐ ja, wie folgt: ______________________________________

G 1: **Selbstgefährdung**
☐ nein ☐ ja: ____

G 4: Extremer Schmerz bei Lagern/Mobilisieren
☐ nein ☐ ja: ____

G 5: Erschwernisse beim Lagern/Mobilisieren
☐ nein ☐ ja, welche (z. B. BMI > 35, fehlende Kraft, 3 zu-ableitende Systeme):

____

G 6: Fehlende Mobilität (Transfer/Gehen)
☐ nein ☐ ja, weil: ____

G 7: Prothesen/Orthesen untere Extremitäten
☐ nein ☐ ja, wie folgt: ______________________________________

G 10: Hohes Dekubitusrisiko

☐ nein ☐ ja, an folgenden Stellen: ____________________

warum, ____________________

Thromboserisiko bekannt

☐ nein ☐ ja, weil: ____________________

(Prophylaxe siehe Maßnahmen)

Kontrakturrisiko bekannt

☐ nein ☐ ja, an folgenden Stellen: ____________________

(Prophylaxe siehe Maßnahme)

Sturzrisiko erhöht

☐ nein ☐ ja, in folgender Situation: ____________________

(Prophylaxe siehe Maßnahme)

Beratungsgespräch zu folgendem Risiko ____________________

geführt am: ________ Infobroschüre ausgehändigt am: ________

Ziele (Was hat die Maßnahme für einen Zweck? Was ist realistisch erreichbar?

____

Evaluation/Auswertung/Kontrolle/Ergebnis spätestens zur Entlassung

Datum	Bemerkungen	Handzeichen

Patientenaufkleber: ______________________

Planung erstellt von: ______________________

Bereich E) Kommunikation

Wichtige Informationen zum Patienten, seine Bedürfnisse im Alltag (nicht bei der Pflege), seine Einstellung zum Leben, seine Wünsche und Gewohnheiten

____

____

____

Ressourcen des Patienten (Was kann er noch?), Sprachvermögen, Hörvermögen, Sehvermögen, Möglichkeit sich mitzuteilen, verbal und nonverbal über Mimik und Gestik, Hinweise zu Orientierungsvermögen

____

____

Maßnahmen der Pflegekräfte:

1:1-Betreuung
☐ nein ☐ ja, weil: ______________________

Problemlösungsorientierte Gespräche
☐ nein ☐ ja, wie: ______________________

Beratungsgespräche zum Kompetenzerwerb
☐ nein ☐ ja, wie: ______________________

Hilfe zur Kommunikation bei Kommunikationsbarrieren
☐ nein ☐ ja, wie: ______________________

Sonstige Maßnahmen bei Kommunikation: ______________________

Problem (Warum muss der Mitarbeiter diese Maßnahmen im Bereich der Kommunikation übernehmen?)

G 1: Massive Beeinträchtigung der Informationsverarbeitung
☐ nein ☐ ja, wie: ______

G 3: fehlende Anpassungsfähigkeit von Patient und/oder Angehörigen
☐ nein ☐ ja, weil: ______

G 4: Sinn-/Lebenskrisen (fehlender Lebensmut, Trauer, Wut)
☐ nein ☐ ja, wie: ______

G 7: Beeinträchtigte Fähigkeit (ausgeprägte sensomotorische Einschränkungen bei Hemi-, Para- oder Tetraplegie, fehlende Fingerfertigkeit, eingeschränkte Sehfähigkeit)
☐ nein ☐ ja, weil: ______

G 10: Beeinträchtigte Kommunikation durch Sprach-/Kommunikationsbarrieren
☐ nein ☐ ja, wie: ______

Evaluation/Auswertung/Kontrolle/Ergebnis

Datum	Bemerkungen	Handzeichen

3.4 Berücksichtigen Sie die Expertenstandards

Standards bestimmen nach einer Definition der WHO ein professionell abgestimmtes Leistungsniveau der Pflege, das den Bedürfnissen der zu versorgenden Bevölkerung entspricht (z. B. Expertenstandard Dekubitusprophylaxe in der Pflege). Die Messbarkeit der Wirkung von Standards wird durch die Kriterien der Struktur-, Prozess- und Ergebnisqualität bestimmt. Auch wenn die Expertenstandards des Deutschen Netzwerks für Qualitätsentwicklung in der Pflege (DNQP) keine direkte Verbindlichkeit für die Pflegekräfte und Kliniken entfalten, können sie als »vorweggenommene Sachverständigengutachten« gewertet werden, die bei juristischen Auseinandersetzungen als Maßstab zur Beurteilung des aktuellen Standes der medizinisch-pflegewissenschaftlichen Erkenntnisse herangezogen werden. Bereits bei mehreren Bundessozialgerichtsurteilen (BSG-Urteile vom 24. September 2002 Az B 3 KR 9/02 R und Az B 3 KR 15/02 R) wurde auf den Expertenstandard Dekubitusprophylaxe Bezug genommen.

Hinweis

Aktuell prüft zwar in Kliniken kein außenstehendes Prüfgremium die Umsetzung der Expertenstandards, dennoch lohnt es sich, die Standards zu implementieren. Erleidet bspw. ein Patient einen Schaden, tauchen in aller Regel Fragen nach der Sorgfaltspflicht der Klinik und der Pflegekräfte auf.

3.4.1 Der aktualisierte Expertenstandard Dekubitusprophylaxe in der Pflege

»Dekubitus sind so alt wie die Menschheit selbst … Ob ein Dekubitus entsteht oder vermieden werden konnte ist das Resultat eines komplexen Wechselspiels zahlreicher Strukturen und Prozesse innerhalb einer Organisation... Das Neuauftreten eines Dekubitus sagt etwas über die Versorgungsqualität einer Einrichtung …«[19]

Strukturqualität

An die Pflegefachkraft werden folgende Anforderungen gestellt:

- Sie aktualisiert ihr theoretisches Wissen.
- Sie beherrscht Lagerungstechniken.
- Sie ist kompetent, (un-)geeignete Hilfsmittel zu erkennen.
- Sie kennt neben Lagerung und Hilfsmitteln auch weitere Maßnahmen, um Risikofaktoren zu minimieren.
- Sie kann Kunden/Angehörige beraten.
- Sie bezieht Externe bei Bedarf mit ein.
- Sie beurteilt die Effektivität der ergriffenen Maßnahmen.

[19] DNQP (2017). Expertenstandard Dekubitusprophylaxe in der Pflege. 2. Aktualisierung. Osnabrück, Vorwort

Prozessqualität

An die Pflegefachkraft werden folgende Anforderungen gestellt:

- Sie beurteilt systematisch das Dekubitusrisiko eines Kunden unmittelbar nach der Aufnahme.
- Sie legt einen Lagerungs-/Bewegungsplan fest.
- Sie verwendet geeignete Hilfsmittel oder ist behilflich bei Auswahl, Anschaffung, Bedienung.
- Sie leitet weitere erforderliche Maßnahmen ein.
- Sie erläutert den Kunden/Angehörigen das Risiko und die erforderlichen Maßnahmen.
- Sie fördert die Eigenbewegung des Kunden.
- Sie informiert ggf. weitere Dienstleister, Arzt, Ernährungsberatung etc.
- Sie begutachtet in gegebenen Zeitabständen die Haut.

Ergebnisqualität

An die Pflegefachkraft werden folgende Anforderungen gestellt:

- Das Dekubitusrisiko ist aktuell und systematisch eingeschätzt.
- Die Gefährdung sowie notwendige Maßnahmen sind dem Kunden bekannt und er wirkt so gut wie möglich mit.
- Die Eigenbewegung des Kunden ist gefördert.
- Der Kunde liegt unverzüglich auf einem für ihn geeigneten druckentlastendem oder druckverteilendem Hilfsmittel.
- Der Kunde erleidet keinen Dekubitus.
- Der Einrichtung liegen Zahlen über Dekubitushäufigkeit und Wirksamkeit von Prophylaxen vor.

Kennen ja, umsetzen nein!

Die drei Ebenen Struktur, Prozess und Ergebnis kennen alle (ambulant, teil- oder vollstationär), aber sie setzen diese Schritte nicht nachvollziehbar um.

3.4.1.1 Die häufigsten Fehler bei der Strukturqualität

Viele Pflegefachkräfte sind nicht oder nur unzureichend in der Thematik »Dekubitusgefahr« geschult; vielfach entspricht ihr Wissen nicht mehr dem heutigen Stand. Interessanterweise wurde dies 2013 mit einer Vergleichsstudie belegt. Die School for Public Health and primary Care der Uni Maastricht konnte in einer Studie eine deutliche Prävalenz von Druckgeschwüren zwischen Deutschland und Holland aufzeigen. Dies sei möglicherweise die Ursache mangelnden Wissens um die Prävention.[20] In der Studie konnte nachgewiesen werden, dass rund jede vierte Pflegekraft in Deutschland (24,7 %) (in den Niederlanden 20 %) nicht in der Lage war, die Wirkungslosigkeit einer Maßnahme zu erkennen. Das bedeutet in der Praxis, dass zwar vieles getan wird; es gibt sicher auch Grundlagenwissen zur Dekubitusentstehung und zu möglichen Prophylaxen, aber die eigene Arbeit wird von den Fachkräften zu wenig reflektiert. Es werden möglicherweise Maßnahmen ergriffen, von denen man nicht mit Bestimmtheit sagen kann, ob sie etwas nutzen oder möglicherweise sogar schaden. Auch im aktualisierten Expertenstandard wird bereits im Vorwort darauf verwiesen, dass entstandene Dekubitus oft auf zu späte oder mangelhaft durchgeführte Prophylaxen zurückzuführen seien.

Genau das erkenne ich in der täglichen Arbeit vor Ort leider auch. Viele Pflegekräfte beherrschen nicht alle Lagerungstechniken bzw. lagern immer noch zu steil (statt 30° eben 50° oder mehr).

Manche Pflegekräfte ergreifen noch immer ungeeignete Hilfsmittel. So sind z. B. sind sogenannte kleinzellige Matratzen im Einsatz, Wechseldruckmatratzen sind falsch (zu hoch, zu niedrig) eingestellt. Auf die Wechseldruck- oder Weichlagerungsmatratzen werden immer noch diverse Unterlagen und Kissen gelegt, um die Bettwäsche zu schützen.

Der häufigste Fehler, der mir im Zusammenhang mit Dekubitusprophylaxen begegnet, ist die standardisierte Lagerung. Da werden Patienten nach »Schema F« umgelagert; es wird zwei- bis dreistündlich gelagert, ob es notwendig ist oder nicht. Es wird nicht geprüft, welches Lagerungsintervall für die Haut ausreichend und notwendig wäre, sondern es wird eben so gelagert, wie es in den Stationsablauf am besten hineinpasst: vor/nach dem Essen, nachts dreimal bei jedem Kontrollgang, etc. Wenn man zu viel lagert, könne man nichts falsch machen, denken heute noch einige Pflegekräfte. Weit gefehlt! Einerseits machen sich die Pflegekräfte zu viel Arbeit, anderseits ist jede passive Bewegung eines Patienten ein weiterer Eingriff

[20] CareKonkret, Heft 30 vom 25.7.2014, S. 5

in die Eigenaktivität der Person. Nicht zuletzt hat das Wohlbefinden eines Patienten, das wissen wir schon lange, wesentliche Auswirkungen auf seine Rekonvaleszenz. Wie wohl würden Sie sich fühlen, wenn Sie alle zwei bis drei Stunden gedreht werden, obwohl es ggf. nicht erforderlich ist und Ihren Schlaf stört?

Ein weiterer Fehler beim Umlagern ist, dass häufig die Fersenfreilagerung vergessen wird. Der Patient wird zwar regelmäßig umgelagert (rechts, links, Rücken), aber die Pflegekräfte vergessen (zu erwähnen), dass sie bei dieser Umlagerung die gefährdete Ferse frei lagern.

3.4.1.2 Die häufigsten Fehler bei der Prozessqualität

Das Dekubitusrisiko von Patienten wird häufig nicht oder falsch ermittelt. Es gibt noch immer Kliniken, die auf diverse Skalen zur Einschätzung des Dekubitusrisikos setzen: Norton-, Bradenskala oder ähnliche. Diese Skalen sind nicht verboten, aber die DNQP-Experten aus Osnabrück konnten aufzeigen, dass diese Skalen keine seriöse Einschätzung des individuellen Risikos ermöglichen. Skalen dieser Art können höchstens unerfahrenen Pflegekräften eine Orientierung bieten. Ansonsten muss eine pflegefachliche Einschätzung zum Dekubitusrisiko erfolgen.

Leider wird oft ein Risiko ermittelt, aber es werden keine entsprechenden Lagerungs- oder Bewegungspläne festgelegt. Immer noch verwechseln Pflegekräfte das Wort »Plan« mit »Nachweis«. Es muss nicht für jeden gefährdeten Kunden ein Nachweis über Bewegung und Lagerung geführt werden, aber es muss für jeden geplant werden, wer, was, wann, wie und wie oft und womit tun soll. Ein Bewegungsplan ist also eine Planung dessen, was, wann und wie getan werden soll. Ein Protokoll ist der Nachweis darüber, was, wann und wie getan wurde.

3.4.1.3 Das richtige Vorgehen in der Pflegedokumentation

Bei der Aufnahme sollte ein Patient fachlich eingeschätzt werden.
Es gehört nach wie vor zur korrekten Krankenbeobachtung, die Risiken eines Patienten einzuschätzen. Dies darf nicht einfach – mit einem Hinweis auf die fehlende Zeit – abgetan werden. Die Einschätzung sollte bei allen Patienten vorgenommen werden, bei denen eine Gefährdung nicht ausgeschlossen werden kann.

Die Einschätzung sollte pflegefachlich geschehen und standardisiert abgefragt werden.
Bei jedem Patienten stellt sich die Frage nach der Eigenbewegung. Kann er sich im Bett umfassend selbst bewegen? Kann er sich im Sitzen umfassend selbst bewegen? Wenn ja, dann ist das Dekubitusrisiko durch diese Eigenbewegung gebannt. Wenn nein, müssen Ursachen des Risikos ermittelt und gemeinsam eruiert werden, ob an den Ursachen etwas geändert werden kann. Hierbei zählt stets die Eigenbewegung des Patienten vor der passiven Bewegung durch Pflegekräfte.

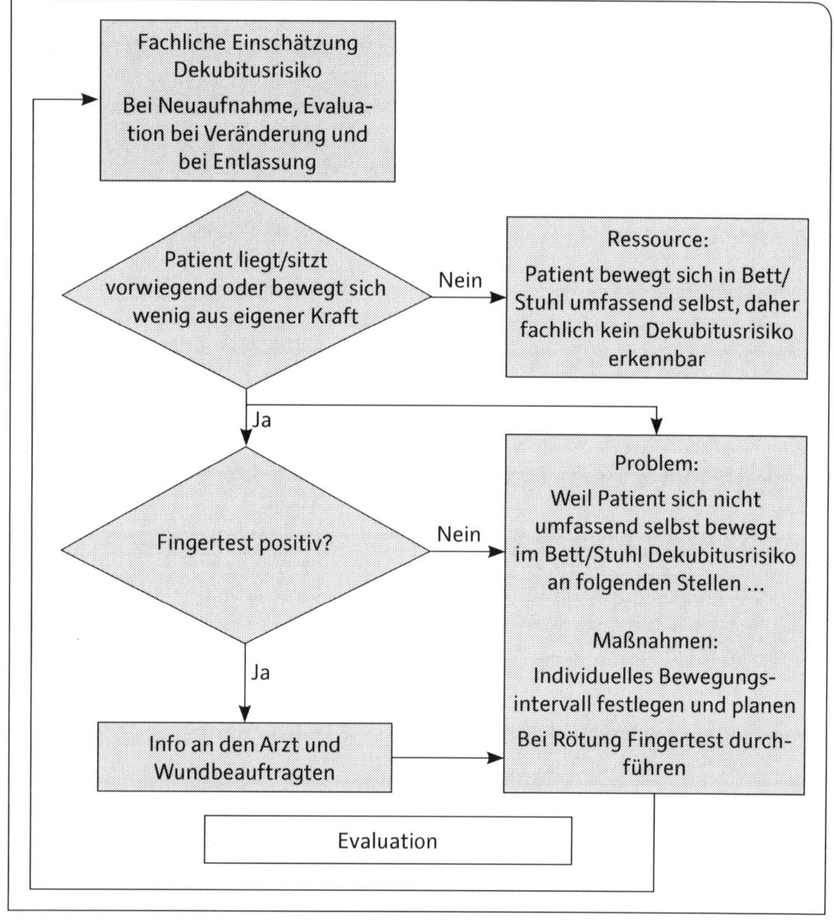

Abb. 2: Flussdiagramm »Einschätzung des Dekubitusrisikos«.

3.4.2 Der Expertenstandard Sturzprophylaxe in der Pflege

»Der Expertenstandard hat zum Ziel, Pflegefachkräfte sowie Pflege- und Gesundheitseinrichtungen dabei zu unterstützen, basierend auf wissenschaftlichen Erkenntnissen und Expertenmeinungen, Stürzen vorzubeugen und Sturzfolgen zu minimieren.«[21]

Strukturqualität

An die Pflegefachkraft werden folgende Anforderungen gestellt:

- Sie verfügt über das nötige theoretische Wissen.
- Sie kann Kunden/Angehörige über Risiken beraten.
- Sie kennt geeignete Mittel zur Intervention (kann gegensteuern).
- Sie kennt Mittel zur Minimierung von Sturzfolgen.
- Sie ist zur Analyse der Sturzrisiken in der Lage.
- Sie bezieht Externe bei Bedarf mit ein.
- Sie beurteilt die Effektivität der ergriffenen Maßnahmen.

An die Einrichtung werden folgende Anforderungen gestellt:

- Sie gewährleistet (ambulant: empfiehlt!) geeignete Hilfsmittel und technische Hilfen.
- Sie ermöglicht (ambulant: empfiehlt!) zielgruppenorientierte Interventionsmöglichkeiten.
- Sie ist zur Koordination der Interventionen autorisiert.

Prozessqualität

An die Pflegefachkraft werden folgende Anforderungen gestellt:

- Sie beurteilt das Sturzrisiko des Kunden systematisch und unmittelbar bei Übernahme der Pflege und in der Folge während der Versorgung.
- Sie informiert den Kunden/Angehörigen über vorliegende Risikofaktoren.
- Sie entwickelt mit dem Kunden/Angehörigen, ggf. Externen individuelle Maßnahmen.
- Sie dokumentiert systematisch jeden Sturz, analysiert diesen und leitet ggf. weitere Maßnahmen ein.

---

21 DNQP 2013, S. 11

An die Einrichtung werden folgende Anforderungen gestellt:
- Sie gewährleistet (ambulant: empfiehlt!) gezielte Interventionen, in Absprache mit anderen Berufsgruppen.
- Sie sorgt für individuelle Umgebungsanpassung und Einsatz von Hilfsmitteln.

Ergebnisqualität

An die Pflegefachkraft werden folgende Anforderungen gestellt:
- Sie ermittelt Sturzrisikofaktoren und erfasst diese systematisch.
- Sie sorgt dafür, dass Kunden/Angehörige die Risikofaktoren kennen.
- Sie leitet individuelle Maßnahmen zur Risikominimierung ein und dokumentiert diese.
- Sie setzt geeignete Hilfsmittel ein.
- Sie sorgt dafür, dass Umgebung, Maßnahmen und Hilfsmittel dem individuellen Risiko angepasst sind.
- Sie sorgt dafür, dass den beteiligen Berufsgruppen das individuelle Risiko bewusst ist.
- Sie erfasst jeden Sturz; der Einrichtung liegen nachvollziehbare Daten zu Häufigkeit, Umständen und Folgen von Stürzen vor.

3.4.2.1 Die häufigsten Fehler bei der Strukturqualität

Auch beim Sturzrisiko sind Pflegefachkräfte nicht oder nur unzureichend geschult. Das Sturzrisiko wird unter- oder überbewertet oder nur als Gefahr beschrieben. Es werden keine Sturzrisikofaktoren aufgezeigt. Sturzrisikoskalen werden unreflektiert ausgefüllt und der Patient wird nicht nachweislich bezüglich der bestehenden Risiken beraten. Viele Pflegekräfte können eine Analyse der Sturzrisiken nicht ausreichend vornehmen und belassen es beim Ausfüllen einer Sturzrisikoskala. Sie schauen nicht einzelne Risiken (extrinsisch und intrinsisch) an, sondern urteilen pauschal. Leider werden bei Bedarf keine Externen miteinbezogen, z. B. bei Hilfsmittelanpassung das Sanitätshaus. Es wird zwar häufig von »Sturzgefahr« in der Pflegedokumentation oder Planung geschrieben, nicht aber, welche Faktoren das Risiko auslösen und warum.

Hinweis

Jeder Mensch hat individuelle Risiken und ist damit in Gefahr zu stürzen!

Faktoren, die ein Risiko erhöhen können, sind u. a.:

- Funktionseinbußen (z. B. Gehbehinderung, Sehschwäche)
- Beeinträchtigung des Gedächtnisses (jemand vergisst, was er nicht oder noch kann)
- Erkrankung innerer Organe, die Ohnmacht auslösen können (z. B. morgens niedriger Blutdruck)
- Ausscheidungsprobleme wie Drangblase/Nykturie (z. B.: Wer nachts zur Toilette muss, hat es eilig und ist evtl. schlaftrunken)
- Angst vor Stürzen (Ängste haben Unsicherheit als Begleiterscheinung)
- Hilfsmittelanwendung (z. B. ist der Rollator ungeeignet oder er wird vergessen)
- Schuhe und Kleidung (z. B. offene, heruntergetretene Schuhe, zu lange Hosenbeine)
- Medikamente (z. B. sedierende Mittel oder Schlafmittel)
- Umgebungsgefahren (Stolperquellen, Treppen, Licht, glatte oder unebene Böden etc.)

Manche Pflegekräfte verwechseln den Faktor mit einem Problem. So füllen manche irgendwelche Skalen aus, in denen die erhöhenden Faktoren festgehalten werden. Aber was macht man mit der Erkenntnis, dass ein Patient ein Hilfsmittel nutzt, eine Funktionseinbuße hat und zudem ein Schlafmittel erhält? Was unterscheidet diesen Patienten von einer Pflegekraft? Ist diese weniger sturzgefährdet als dieser Patient? Klare Antwort: Es kommt darauf an. Nämlich darauf, wie sich diese Faktoren im Alltag auswirken. Wenn der Patient einen Rollator nutzt, das rechte Bein nachzieht, aber dennoch sicher und selbstständig geht, gibt es kein Problem. Es gibt auch kein Problem, wenn der Patient zwar diverse Einbußen hat, aber stets klingelt, wenn er irgendwohin möchte. Wenn ein Patient barfuß oder in Badepantoffeln läuft, verhält es sich ebenso. Es gibt Patienten, die gehen sicher und selbstständig, aber barfuß oder in Pantoletten. Es gibt Patienten, die gehen stets in Begleitung. Beide Klientel sind aber nicht sturzgefährdeter als Sie und ich. Auch hier ein Flussdiagramm zur Veranschaulichung (vgl. Abbildung 3).

Fazit

Nicht die Anzahl der Faktoren ist ausschlaggebend, sondern die Auswirkungen und der Umgang damit. Das bedeutet: Pflegekräfte müssen das Risiko pflegefachlich einschätzen und nicht nur Skalen ausfüllen.

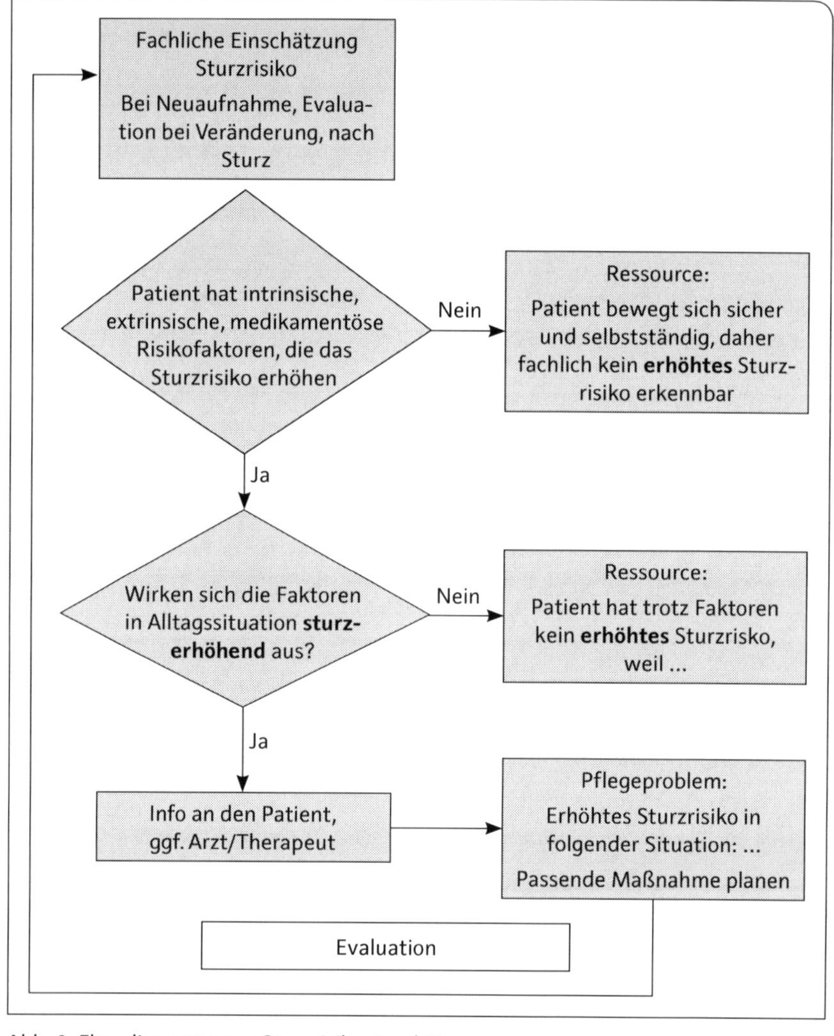

Abb. 3: Flussdiagramm zur Sturzrisikoeinschätzung.

3.4.2.2 Vorgehensweise und Dokumentation

Es ist also wenig sinnvoll, irgendeine Bewertungsskala auszufüllen, die einen beliebigen Punktwert ergibt. Es ist vielmehr wichtig, sich den einzelnen Risikofaktoren zu widmen, die ein Patient haben kann. Wenn diese Risikofaktoren ermittelt sind, muss man mit dem Patienten, ggf. Arzt (bei Medikameteneinfluss) oder Therapeuten (bei Funktionseinbußen) sprechen. Falls an den Ursachen etwas zu ändern ist, kann man gemeinsame Strategien entwickeln, diesen Problemen zu begegnen. Selbst wenn ein Patient keine Veränderung mitmachen möchte, so muss die Klinik/die Pflegekraft wenigstens nachweisen können, dass sie sich um das Problem bemüht hat.

Gehen Sie also entsprechend des Pflegeprozesses vor (s. Abb. 4):

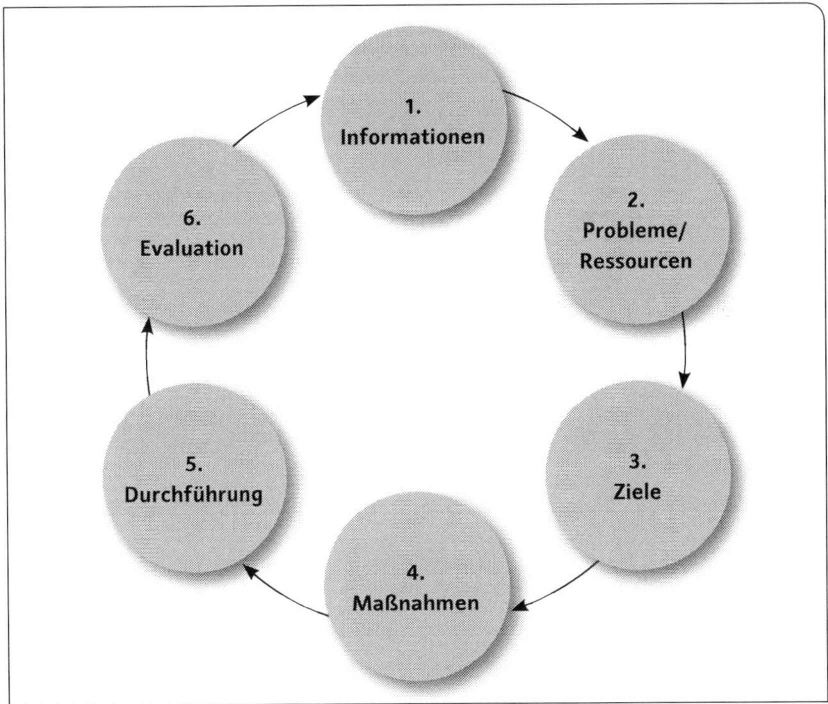

Abb. 4: Der Pflegeprozess nach Fiechter und Meier.

Sammeln Sie Informationen

Ermitteln Sie die Risikofaktoren entsprechend des Expertenstandards oder nutzen Sie ein eigenes System. Aber Achtung: Die Checklisten können nur Gedächtnisstützen sein. Sie sagen noch nichts über das tatsächliche Risiko.

Erkennen und dokumentieren Sie Ressourcen – Definieren Sie Probleme

Die Ressourcen (Fähigkeiten und Möglichkeiten) spielen eine große Rolle. Für alles, was der Patient selbstbestimmt für sich regelt, muss weder die Klinik noch die Pflege die Verantwortung übernehmen. Wer trotz Beratung in Badelatschen geht, kann stolpern. Wer allein zur Toilette geht, kann auf dem Weg dahin auch stürzen. Wer nicht klingelt, sondern allein aufsteht, kann fallen usw. Es empfiehlt sich dringend, immer zuerst die Ressourcen zu beschreiben.

Planen Sie Maßnahmen, wenn Sie ein Risiko erkennen

Die Maßnahmenplanung muss realistisch und immer am Problem entlang geschehen. Es macht keinen Sinn, wenn Sie einen Hinweis auf festes Schuhwerk eintragen, wenn die Sturzgefahr durch Schwindel ausgelöst wird. Es macht keinen Sinn, in der Pflegeplanung auf die Klingel hinzuweisen, wenn der Patient ständig seinen Rollator vergisst.

Maßnahmen und Probleme sind wie eine Waage, die im Gleichgewicht sein muss. Das, was Sie tun, muss sich im Wortlaut auch im Problem widerspiegeln.

Vereinfacht dargestellt:

Problem	Maßnahme
Zieht nicht immer Schuhe an	An Schuhe erinnern
Vergisst Rollator	An Rollator erinnern
Steht allein vom Bett auf, obwohl er Hilfe holen soll	An die Klingel erinnern und Hilfe anbieten
Hat Stolperfallen vorm Bett, weil er alles vors Bett wirft (Zeitung, Tasche etc.)	Auf Stolperfallen und die damit verbundenen Gefahren hinweisen

4 FORMULARE, FORMULARE – VOM STAMMBLATT BIS ZUM PROTOKOLL

4.1 Das Stammblatt

Das Stammblatt enthält alle versicherungsrelevanten, verwaltungstechnisch und persönlich wichtigen Daten und Fakten über einen Patienten (z. B. Personalien, Kostenträger, Religion). Darüber hinaus enthält das Blatt organisatorische Informationen über Angehörige, Verfügungen, Betreuerregelungen etc. Deshalb wird dieses Blatt am besten bereits in der Verwaltung begonnen und auf Station vervollständigt.

4.2 Die Anamnese

»Anamnese« heißt Vorgeschichte«. Die Pflegeanamnese ist bereits der erste Schritt im Pflegeprozess. Hier werden Informationen zur aktuellen und vergangenen Krankengeschichte und Pflegesituation gesammelt. Die Anamnese spiegelt den Status vor Aufnahme bzw. vor Beginn der stationären Versorgung wider. Die Anamnese wird am Tag der Aufnahme, spätestens jedoch bei Beginn der Krankenpflege, ausgefüllt.

Bei der Anamnese stellen Sie also den Zustand bei Aufnahme der Pflege fest: den sogenannten Ist-Zustand. Dieser Ist-Zustand wird nicht überarbeitet oder ergänzt. Das würde den ursprünglichen Zustand verfälschen.

In der Anamnese nehmen Sie die Fakten so auf, wie Sie sie am Tag der Aufnahme wahrnehmen. Es kann natürlich sein, dass dieser Aufnahmezustand bereits nach dem ersten Tag nicht mehr zutrifft. Das ist aber nicht schlimm. Der jeweils aktuelle Zustand wird im Verlaufs- bzw. Pflegebericht, die aktuelle Pflege in der Pflegeplanung, festgehalten.

Hinweis

Änderungen werden in der Anamnese nicht mehr vorgenommen. Somit kann der Gesundheits- und Pflegezustand zum Zeitpunkt der Aufnahme jederzeit transparent gemacht werden. Oft wird dies von Pflegekräften oder auch prüfenden Instanzen aber missverstanden. Doch warum sollten Sie an einer »Vorgeschichte« (= Anamnese) ständig weiter arbeiten?

Der Anamnesebogen kann auch Pflegediagnosen enthalten. Das Wort »Diagnose« kommt aus dem Griechischen und bedeutet so viel wie »Unterscheidung«, »Feststellung« von kennzeichnenden Merkmalen eines Zustandes, eines Zusammenhangs etc. Das Wort Diagnose ist also kein exklusiver medizinischer Begriff. Medizinische Diagnosen verweisen darauf, warum ein Mensch einer medizinischen Behandlung bedarf. Pflegediagnosen weisen darauf hin, warum ein Mensch der pflegerischen Hilfe bedarf.

Pflegediagnosen sind also Diagnosen, die das pflegerische Handeln begründen. Sie grenzen sich dabei von ärztlichen Diagnosen ab, wobei es auch einige Überschneidungen geben kann, wie z. B. Diarrhö, Thrombosegefahr und Hautveränderungen verschiedener Art. Vereinfacht könnte man sagen: Pflegediagnosen sind Erhebungen/Befunde der Pflegefachkraft, die ein pflegerisches Handeln erfordern und wobei zunächst kein Arzt benötigt wird.

Die in Deutschland wohl bekannteste Gruppe von Fachleuten, die sich der Klassifizierung der Pflegediagnosen gewidmet hat, ist die North American Nursing Diagnosis Association (NANDA), gegründet 1973. Die Definition von Pflegediagnose lautet hier: »Eine Pflegediagnose ist die klinische Beurteilung der Reaktionen von Einzelpersonen, Familien oder sozialen Gemeinschaften auf aktuelle oder potentielle Probleme der Gesundheit oder im Lebensprozeß. Pflegediagnosen liefern die Grundlagen für die Auswahl von Pflegehandlungen, um Pflegeergebnisse zu erreichen, für welche die Pflegeperson verantwortlich ist.«

Hier einige Beispiele von Pflegediagnosen anhand der Klassifizierung nach NANDA (Philadelphia 1994):

- Angst
- Aspirationsgefahr
- Dekubitusgefahr
- Diarrhö
- Erschöpfung
- Flüssigkeitsmangel
- Gewalttätigkeit
- Hautschädigung (Intertrigo, trockene Haut, Dekubitus usw.)
- Immobilität
- Infektionsgefahr
- Mangelnde Durchblutung
- Obstipation
- Schlafstörung (Durchschlaf-, Einschlafstörung)
- Schmerz
- Stuhlinkontinenz
- Sturzgefahr
- Urininkontinenz (Drang-, Stress-, funktionelle Inkontinenz)
- Verletzungsgefahr

Neben den pflegerischen Diagnosen soll die Anamnese auch die Probleme und Ressourcen eines Patienten aufzeigen. Hier gibt es bei den Herstellern von Dokumentationssystemen verschiedene Vorgehensweisen. Einige basieren auf der Richtlinie zur Einstufung und enthalten als wesentliche Merkmale Körperpflege, Ausscheidung, Ernährung und Mobilität. Andere Hersteller favorisieren das Modell nach Liliane Juchli oder Monika Krohwinkel. Die Anamnese nach einem Modell zu verfassen ist, entgegen landläufiger Meinung, keine Pflicht, auch wenn es grundsätzlich sinnvoll sein kann.

Inhalt der Anamnese

Die Anamnese sollte folgende wesentliche Punkte enthalten:

- Gewohnheiten, soziale Beziehungen, Kontakte, Befinden, Emotionen, Wünsche
- Bedürfnisse und Sorgen des Patienten
- Grad der Selbstständigkeit bei den Aktivitäten des täglichen Lebens (Körperpflege, Ausscheidung, Ernährung, Mobilität, Lebensführung)
- Kognition, Gedächtnis, Leistungs- und Konzentrationsfähigkeit
- Vitalwerte und pflegerelevante Probleme in Bezug auf Herz/Kreislauf, Atmung, Stoffwechsel, Schmerzen
- Haut- und Ernährungszustand
- Eintragungen zu anderen, die an der Versorgung beteiligt sind, wie Ärzte oder Therapeuten

Der Aufbau einer Anamnese ist beliebig und frei wählbar. Doch, wie gesagt: Weder MDK noch andere interessieren sich für die AEDL oder ATL. Es kann also sein, dass Sie sich hier viel zu viel Arbeit machen, obwohl nur Grundpflege, Kognition und die Risiken für die Qualität und die Haftungsproblematik eine Rolle spielen (vgl. Tabelle 4).

Eine Anamnese kann aufgebaut werden wie die Pflegeplanung (vgl. Kapitel 3.2):

A) Körperpflege mit Ressourcen, Problemen und Risiken (Intertrigo, Dekubitus)
B) Ernährung mit Ressourcen, Problemen und Risiken (Mangelernährung, Fehlernährung, kritische Trinkmengen)
C) Ausscheidung mit Ressourcen, Problemen und Risiken (Infekte, Obstipation)
D) Mobilität mit Ressourcen, Problemen und Risiken (Sturz, Dekubitus, Kontraktur, Pneumonie, Thrombose)
E) Kommunikation/Kognition, Orientierung, Gedächtnis und krankheitsspezifische Erfordernisse und Probleme bezogen auf den Aufenthalt

Es ist für alle Beteiligten einfacher, nach einem solchen Modell vorzugehen.

4.3 Die Wunddokumentation

Der Hautstatus eines Patienten sollte bereits bei seiner Aufnahme auf Station eingeschätzt werden. Nur so können Sie im Ernstfall aufzeigen, dass der Patient bereits mit Hautschäden aufgenommen wurde.

Tritt eine Wunde auf, so müssen Sie diese systematisch erfassen und nicht nur im Bericht erwähnen. Systematisch erfassen können Sie die Wunde am besten in der Wunddokumentation. Diese Dokumentation sollte die wesentlichen Aussagen enthalten:

- Größe in cm
- Tiefe (nur wenn geeignete Methode möglich, z. B. Tracing oder »ausmillilitern«)
- Exsudat (z. B. serös, blutig, eitrig, durchsichtig etc.)
- Geruch (ja, nein, leicht, stark)
- Wundränder (unregelmäßig, gestanzt, diffus, begrenzt, steil, eingerollt)
- Beschaffenheit (offen, geschlossen, Taschen)
- Mazeration
- Wundumgebung (z. B. Ödeme, Hyperpigmentierung, Rötung, Atrophie, Trockenheit, Transparenz, Spannung etc.)
- Stadium (z. B. Dekubitus nach Sailer)

Es gibt gängige Methoden wie z. B. das »URGGE-Prinzip«:

- **U**mgebung
- **R**and
- **G**röße
- **G**rund
- **E**xsudat

Solche Vorgaben machen immer dann Sinn, wenn der Wundverlauf mit Freitext geschrieben werden soll. Das Problem am Freitext ist aber oft, dass jeder Kollege etwas anderes schreibt. Der eine schreibt etwas zur Größe und zum Wundrand, der nächste zur Größe und zum Exsudat und der Dritte schreibt umfassend zu allen Parametern.

Wie oft man eine Wunde beschreibt, ist jedem selbst überlassen. Es gibt auch hier keine Vorschrift. Im Expertenstandard[22] gibt es aber unter der Prozessqualität folgende Hinweise:

Die Pflegefachkraft

- beurteilt unter Beteiligung eines Fachexperten in individuell festzulegenden Abständen innerhalb eines Zeitraums von ein bis zwei Wochen die lokale Wundsituation (Wiederholung des wundspezifischen Assessments);
- überprüft spätestens alle vier Wochen die Wirksamkeit der gesamten Maßnahmen und nimmt in Absprache mit allen an der Versorgung Beteiligten gegebenenfalls Änderungen daran vor.

Es gibt Kliniken, die Wunden grundsätzlich fotografieren. Das kann man tun, es ist kein Schaden. Aber ob es etwas nutzt, ist fraglich. Fotos haben einen wesentlichen Nachteil: Sie werden zu unterschiedlicher Tageszeit, aus unterschiedlichen Winkeln mit unterschiedlichen Abständen fotografiert. Heraus kommen Bilder, die dann kaum noch miteinander vergleichbar sind. Zudem kann ein Foto grundsätzlich nur eine Ergänzung zu einer ordnungsgemäßen Dokumentation sein, ersetzen kann es sie nicht. Ich warne in diesem Zusammenhang auch vor dem Begriff »Fotodokumentation«. Wir wissen, das Geschriebene, der Person eindeutig per Handzeichen Zuordenbare, ist das Dokument. Beim Foto müssen wir bedenken, dass dieses Foto ggf. bei Gericht nicht zugelassen wird, weil es kein Dokument ist und/oder weil Fotos am PC bearbeiten werden können und somit nicht dokumentenecht sind.

4.4 Der Durchführungs-/Leistungsnachweis

Die Durchführung wird im Leistungsnachweis und/oder Durchführungskontrollblatt abgezeichnet. Jeder, der eine Maßnahme erbringt, muss eigenhändig und zeitnah abzeichnen. Wer für jemand anderen abzeichnet, übernimmt die Haftung und Verantwortung für dessen Verrichtung – und hat nicht wahrheitsgemäß dokumentiert.

[22] Vgl. DNQP (2009). Expertenstandard Pflege von Menschen mit chronischen Wunden. Osnabrück

Das Abzeichnen muss aber keinesfalls mit 17 Handzeichen pro Schicht geschehen, wie es auf so vielen Stationen immer noch der Fall ist. Die Leistungen können selbstverständlich auch gebündelt werden. Sehen Sie sich dazu Tabelle 7 an.

Tabelle 7: Von Leistungen zu Leistungskomplexen

Unnötig viele Handzeichen		Weniger Handzeichen	
Leistung	**Handzeichen**	**Leistung**	**Handzeichen**
Aufstehen aus dem Bett	JK	Aufstehen aus dem Bett	JK
Ausscheidungshilfe	JK	Wasser lassen	
Inkontinenzmaterialwechsel	JK	Inkontinenzmaterialwechsel	
Ganzkörperwäsche	JK	Ganzkörperwäsche	
Eincremen/Hautpflege	JK	Eincremen/Hautpflege	
Ankleiden	JK	Ankleiden	
Zahnprothese reinigen	JK	Zahnprothese reinigen	
Rasur	JK	Rasur	
Frühstück richten	JK	Frühstück richten	
Dekubitusprophylaxe	JK	Dekubitusprophylaxe	
Thromboseprophylaxe	JK	Thromboseprophylaxe	
Medikamente verabreichen	BR	Medikamente verabreichen	BR

Sie können pflegerische Handlungen auch in einen Komplex zusammenfassen. Wenn beispielsweise alle o. g. Tätigkeiten als »Morgenpflege« geplant sind, könnten Sie diese Leistungen unter »Morgenpflege« mit einem einzigen Handzeichen abzeichnen. Abweichungen von dieser Planung müssen Sie aber im Bericht tagesaktuell vermerken. Was in der Morgenpflege geht, funktioniert natürlich auch in anderen Komplexen (Mittagsversorgung, Abendpflege etc.).

4.5 Die Lagerungs-/Bewegungsprotokolle

Lagerungs-/Bewegungsprotokolle sind einerseits Nachweisvordrucke, andererseits auch Informationssammlungen. In beiden Fällen gilt aber auch hier der Hinweis auf die Grundsätze der Dokumentation, nämlich Wahrheit und Klarheit.

Insbesondere auf Inneren Stationen, auf denen viele geriatrische Patienten liegen, oder auf Intensivstationen sind Lagerungs- und/oder Bewegungsprotokolle häufig im Einsatz. Auf diesen Protokollen wird, neben der erbrachten Leistung (Lagerung rechts, links oder auf dem Rücken) und der Bewegung (aktiv, passiv) auch das Datum, das Handzeichen und die Uhrzeit notiert.

Gerade bei den Uhrzeiten zeigen sich aber Defizite. Einige Pflegekräfte achten nicht auf die genaue Zeit und schreiben diese nur näherungsweise auf. Die Folge ist, dass auf verschiedenen Protokollen von unterschiedlichen Patienten dann die gleiche Uhrzeit steht. Wenn beispielsweise bei fünf Patienten als Lagerungszeitpunkt 23:00 Uhr steht, stellt sich die Frage, wo die Pflegekraft um 23:00 Uhr tatsächlich war. Bei Patient in Zimmer 3, 6, 9 oder war sie evtl. ganz woanders? Die genaue Uhrzeit spielt sicher nicht immer eine Rolle. Aber wie glaubhaft wirkt eine Dokumentation, wenn sie so ungenau geführt wird?

Erst wenn etwas geschieht, benötigt man ggf. korrekte Zeitangaben. Wird ein Patient tot aufgefunden, stellt sich evtl. schnell die Frage, wo der Nachtdienst in einer bestimmten Zeitspanne war. Aber diese Fragen tauchen meist erst sehr viel später auf, am nächsten Tag, in der nächsten Woche oder – wenn es sich um ein Verfahren handelt – auch Monate oder Jahre später. Wie will man die Frage, wo man sich zum fraglichen Zeitpunkt befunden hat, dann noch wahrheitsgemäß beantworten? Hierzu bedarf es der Dokumentation als Gedächtnisstütze. Doch wenn bei fünf Patienten die gleiche Uhrzeit steht, ist die Gedächtnisstütze nichts wert.

Ebenso wichtig wie die Uhrzeit ist es auch, die gesamte Lagerung sinvoll zu planen. Zum Beispiel auf einem kombinierten Vordruck mit Bewegungsplan und Protokoll in einem. Wenn es nur Protokolle als Nachweis für die Lagerung gibt, muss eine Planung in anderer Form geschehen. Wesentlich ist, dass gemäß nationalem Expertenstandard ein individueller Lagerungsplan geschaffen wird. Das bedeutet, dass es keinen Sinn macht, den Patienten tagsüber dreistündlich und nachts vierstündlich zu lagern. So wird es aber leider häufig geplant, weil tagsüber mehr Mitarbeiter vorhanden sind als nachts. Fakt ist: Es soll so oft gelagert werden, wie die Haut es braucht – aber nicht so oft, wie es Rundgänge durch die Pflegekräfte gibt. Werden alle Patienten gleich häufig gelagert, bedeutet es für den einen Patienten, dass seine Nachtruhe zu häufig gestört wird. Ein anderer Patient wird dafür zu wenig gelagert, weil der Nachtdienst mit seiner Runde nicht rumkommt.

Auch wenn es sich wieder nach viel Arbeit anhört: Man sollte beim Patienten, der gelagert wird, bei jeder Lagerung die Haut anschauen. Wenn man beispielsweise um 21:00 Uhr; 0:00 Uhr; 3:00 und 6:00 Uhr lagert und feststellt, dass die Haut keinerlei Anzeichen einer Rötung zeigt, so kann man am Folgetag die Lagerung 30 Minuten hinausziehen. Zeigt sich immer noch kein Hinweis auf eine Rötung, kann der Rhythmus auf 22:00 Uhr; 2:00 und 6:00 Uhr umgestellt werden. Somit wird eine Lagerung eingespart. Dies geht so lange weiter, bis man feststellt, dass die Haut das Lagerungsintervall nicht toleriert. Erst dann geht man um 30 Minuten zurück. Ich kann Ihnen versichern, dass das dem Nachtdienst viel Arbeit erspart – und dem Patienten viele Störungen.

4.6 Die Vitalwerte

Alle gemessenen Körperzustände müssen mit Datum, Uhrzeit und Handzeichen angegeben werden. Wenn ein Wert in das Vitalwerteblatt eingetragen ist, so muss das Messen dieses Körperzustands nicht noch einmal im Durchführungsnachweis mit Handzeichen als Leistung erfasst werden.

Misst ein Mitarbeiter also den Blutdruck eines Patienten und trägt den ermittelten Wert ins Vitalzeichenblatt ein, muss er das Messen selbst nicht in den Leistungsnachweis oder das Berichteblatt übertragen. Das wäre eine unnötige Doppeldokumentation.

Ausnahme: Wenn ein Patient unplanmäßig eine Messung eines Körperzustands benötigt, beispielsweise bei Schwindelgefühl, dann wird dieses Messen als Zeichen der Reaktion auf dieses Schwindelgefühl in den Bericht eingetragen.

Die Vitalwerte sollen immer sofort bei Beginn der Pflege erhoben werden, also bereits bei der Aufnahme, um einen Anhaltswert zu haben, wie die Werte sonst sind. Bei Menschen mit Herzerkrankungen oder Medikamenten für die Stabilisierung des Blutdrucks ist eine Messung in regelmäßigen Abständen (täglich, ggf. mehrfach täglich) durchaus empfehlenswert. Wenn man täglich misst, sollten die Werte auch vergleichbar sein. Dazu muss man allerdings darauf achten, dass die Werte unter gleichen Bedingungen ermittelt werden. Man kann also den Blutdruck nicht einmal um 8:00 Uhr und am nächsten Tag um 15:00 Uhr messen. Eine solche instabile Werteermittlung ist überflüssig, weil nicht vergleichbar.

4.7 Die ärztlichen Anordnungen

Die ärztlichen Anordnungen sind auf einem separaten Formblatt (oder bei EDV: Datenmaske) zu erfassen. Dabei sollte darauf geachtet werden, dass alle Grundsätze der Dokumentation auch hier anzuwenden sind. Also wahrheitsgemäß und lesbar zum Beispiel. Hierzu gehört, dass nichts überschrieben wird, wie es so oft geschieht. Es darf nicht sein, dass aus der Anordnung »Medikament xy 1-0-0 plötzlich ein 1-0-0 wird, weil nicht erkennbar ist, welche Änderung richtig ist: 0 oder 1.

Alle Medikamente und medizinischen sowie therapeutischen Verordnungen sind vom Arzt anzuordnen. Der Arzt muss jedoch diese Anordnungen nicht zwingend schriftlich geben. Er ist lediglich verpflichtet, seine Aufzeichnungen als Nachweis und Gedächtnisstütze zu führen. So sieht es die Musterberufsordnung der Ärzte (§ 10 der MBO-Ä) vor:

»(1) Ärztinnen und Ärzte haben über die in Ausübung ihres Berufes gemachten Feststellungen und getroffenen Maßnahmen die erforderlichen Aufzeichnungen zu machen. Diese sind nicht nur Gedächtnisstützen für die

Ärztin oder den Arzt, sie dienen auch dem Interesse der Patientin oder des Patienten an einer ordnungsgemäßen Dokumentation.

(2) Ärztinnen und Ärzte haben Patientinnen und Patienten auf deren Verlangen grundsätzlich in die sie betreffenden Krankenunterlagen Einsicht zu gewähren; ausgenommen sind diejenigen Teile, welche subjektive Eindrücke oder Wahrnehmungen der Ärztin oder des Arztes enthalten. Auf Verlangen sind der Patientin oder dem Patienten Kopien der Unterlagen gegen Erstattung der Kosten herauszugeben.«

Ärzte können also durchaus ihre Anordnungen per Telefon treffen, wenn sie beispielsweise andernorts gebunden sind (siehe Kapitel 1.3 Dokumentationspflichten der Ärzte im Krankenhaus).

Um diese telefonischen Anordnungen zu umgehen, versuchen viele Pflegekräfte, bereits im Vorfeld eine Bedarfsmedikation vom Arzt ansetzen zu lassen. Das ist grundsätzlich eine gute Idee. Allerdings sollten sie bei einer Bedarfsanordnung beachten, dass der Bedarf eindeutig ist und für die Pflegekraft keinen Handlungsspielraum zulässt. Neben dem verordnenden Arzt müssen Anordnungsdatum, Medikament, Darreichungsform, Bedarf (= Indikation), Einzel- und Maximaldosis für 24 Stunden genau benannt werden.

Unzulässig ist beispielsweise:
02.03.20.. Dr. XY.; Novalgin bei Schmerz 20 Tr.

Der Schmerz kann vielfältig sein, also muss der Bedarf genauer genannt werden, ob Rücken-, Knie-, Tumorschmerz oder sonstige Schmerzen. natürlich kann der Arzt auch anordnen »bei allen Schmerzen« – dann ist dies auch eindeutig.

Richtig wäre:
02.03.20.. Dr. XY.; Novalgin Tr. bei Knieschmerz 20 Tr., maximal 3 x 20 Tr.

Im Bereich der Psychopharmaka, Sedativa und Neuroleptika scheint diese Verordnung nach eindeutiger Indikation nahezu unerreichbar. Meist steht bei diesen Medikamenten schlicht nur »bei Bedarf«. Wann dieser Bedarf eintritt, wird nicht erläutert. Diese Vorgehensweise ist klar unzulässig und auch gefährlich. Denn wer durchführt, haftet für die Durchführung und wer anordnet, haftet für die Anordnung. Wenn nach Gabe eines Medikamentes etwas schief geht, kann der Arzt sagen: »Na, dafür war das Mittel aber nicht gedacht!« Oder der Arzt sagt zu Recht: »Wenn die Anordnung nicht klar war, oder die Situation schwierig, hätte die Pflegekraft sich noch einmal rückversichern müssen!«

Also: Auch bei schwierigen Fällen sollten Sie versuchen, eine korrekte, eindeutige Bedarfsanordnung zu erhalten.

Wie bekommen Sie aber beispielsweise eine explizite Bedarfsbeschreibung für einen unruhigen demenziell Erkrankten? Wer legt den Bedarf überhaupt fest? Der Arzt? Nein, weit gefehlt! Die beteiligten Pflegekräfte sind es, die den Bedarf festlegen.

Folgender Fall dürfte so oder ähnlich auch Ihnen bekannt sein. Im Medikamentenblatt steht: »5 ml Dipiperon bei Unruhe«. Wie kommt so ein Eintrag zustande? Die Pflegekraft gibt dem Arzt beispielsweise die Auskunft: »Frau M. schläft nicht und ruft um Hilfe. Sie ist ganz aufgewühlt und durcheinander, wir können sie nicht beruhigen«. Der Arzt möchte der Patientin natürlich etwas Ruhe gönnen und verordnet ein Medikament, in dem Fall Dipiperon, zur Beruhigung. Was ist nun der Bedarf? Zum Beispiel: »Wenn Fr. M. nachts nicht schläft, wenn sie um Hilfe ruft oder nicht zur Ruhe kommt.« Viele Worte, aber die einzige Möglichkeit, korrekt zu handeln.

Das Beispiel macht eines deutlich: Die Pflegekräfte geben dem Arzt die notwendige Information, damit er ein Medikament therapeutisch einsetzen kann. Das bedeutet gleichzeitig: Die Schilderung der Pflegekräfte ist bereits der Bedarfsfall.

Wer im Bereich der Psychopharmaka, Neuroleptika und Sedativa als Nichtmediziner eingreift und den Bedarf quasi selbst ermittelt, handelt eigenmächtig und damit gegen geltendes Recht.

5 DER PFLEGEKOMPLEXMASSNAHMEN-SCORE (PKMS), AKTUALISIERUNG GÜLTIG SEIT 1.1.2018

Der Pflegekomplexmaßnahmen-Score (PKMS) wurde erforderlich, weil die bisherigen Abrechnungen nach DRG (Diagnosis realited group) nicht immer den Aufwand für bestimmte, pflegerisch intensive Patienten der Normalstationen, wie z. B. auf einer Inneren, abgebildet haben.

Der Operationen- und Prozedurenschlüssel (OPS) ist eine Grundlage für das pauschalierende Vergütungssystem der German Diagnosis Related Groups (G-DRG). Das Deutsche Institut für Medizinische Dokumentation und Information (DIMDI) gibt diesen Schlüssel jährlich neu heraus.

Nach zähem Ringen und mehrjähriger Entwicklung wurden 2012 die Pflegekomplexmaßnahme-Scores (zunächst in fünf Bereiche eingeteilt) verabschiedet. Ende 2012 wurden daraus zwölf Bereiche (= Gründe G1 bis G12) die es erfordern, dass alle Maßnahmen (Pflegeinterventionen) für jeden Patienten einzeln erfasst werden, um den Mehraufwand abrechnungsfähig zu machen. Seit 2013 finden diese PKMS Anwendung und bereiten in der Praxis immer noch erhebliche Probleme. Entgegen anderslautender Aussagen einiger Politiker führte der PKMS doch zu einem höheren Dokumentationsaufwand. Das hatten die Kritiker[23] des Systems im Diskussionsforum lange vorhergesagt. Ein Mehraufwand liegt aber auch an den Dokumentationsherstellern, die gern ein weiteres Formular drucken und verkaufen oder eine neue Software für ein entsprechendes Entgelt entwickeln.

Der Mehraufwand liegt aber nicht nur an der Dokumentationsführung, sondern auch an der Tatsache, dass das System nicht selbsterklärend ist. Pflegemitarbeiter und auch das Controlling müssen in Anwendung und Umgang geschult werden.

23 G-DRG Diskussionsforum PKMS Im Internet: http://mydrg.de/Informationsplattform zur Gesundheitswirtschaft [Zugriff am 18.09.2014]

5.1 So funktioniert die Abrechnung

Der PKMS ist nur auf der »Normalstation« zu kodieren. Es sind keine Kalendertage auf Intensivstationen, Überwachungseinheiten etc. möglich. Am Verlegungstag von einer Normalstation auf eine der eben genannten Stationen wird der PKMS nicht kodiert. Am Tag der Rückverlegung auf die Normalstation wird der PKMS für diesen Tag angewendet.

Ist absehbar, dass ein Patient weniger als vier Tage im Krankenhaus verweilt, macht die Erfassung der PKMS keinen Sinn, da der Mehraufwand nicht abrechenbar ist.

Es gibt PKMS für hochaufwendige Pflege für drei Altersklassen:

- für Erwachsene (PKMS-E): ab dem Beginn des 19. Lebensjahres
- für Kinder und Jugendliche (PKMS-J): ab dem Beginn des 7. Lebensjahres bis zum Ende des 18. Lebensjahres
- für Kleinkinder (PKMS-K): ab dem Beginn des 2. Lebensjahres bis zum Ende des 6. Lebensjahres

Ich widme mich hier lediglich der hochaufwendigen Pflege für Erwachsene.[24]

Es gibt bei PKMS insgesamt zwölf Gründe für eine aufwendige Pflege:

- G1 Qualitative Bewusstseinsveränderung
- G2 Quantitative Bewusstseinsveränderung
- G3 Beeinträchtigte Anpassung
- G4 Extreme Schmerzzustände/Lebenskrise
- G5 Immobilität
- G6 Beeinträchtigte Geh- und Transferfähigkeit
- G7 Beeinträchtigte Mobilität/körperliche Einschränkung
- G8 Beeinträchtigtes Schlucken
- G9 Veränderte/beeinträchtigte Ausscheidung
- G10 bis G12 weitere Gründe

24 Die Quelle für alle aufgeführten PKMS und deren Anwendung ist www.dimdi.de

Alle oben genannten 12 Gründe können in allen vier Grundpflegebereichen anfallen
A) Körperpflege und Kleiden
B) Ernährung und Trinken
C) Ausscheidung
D) Bewegung und Lagerung (Mobilität)

Sowie in drei weiteren Bereichen auch der speziellen Pflege
E) Kommunikation/Kognition
F) Kreislauf für Patienten mit Hemi-, Para- oder Tetraplegie
G) Wundmanagement
H) Atmung

Hinweis

Erschwernisse werden in Punktwerten ausgedrückt, die den mindestens anfallenden pflegerischen Aufwand bei einem hochaufwendigen Patienten angeben. Damit ein Leistungsmerkmal abgerechnet werden kann, muss

1. einer der Gründe für hochaufwendige Pflege in dem entsprechenden Leistungsbereich der Grundpflege vorliegen;
2. ein entsprechend aufgeführtes Pflegeinterventionsprofil zutreffen.

»Treffen auf den Patienten ein oder mehrere Leistungsmerkmale des PKMS zu, so werden die Punkte für den jeweiligen Tag (Kalendertag) über die Verweildauer addiert. Auch entstandene Aufwandspunkte am Aufnahme- und/oder Entlassungstag werden berücksichtigt. Pro Leistungsbereich kann die angegebene Punktzahl nur einmal pro Kalendertag vergeben werden. Die Gesamtpunktzahl der Aufwandspunkte führt zu einer OPS-Prozedur »9-20 … – Hochaufwendige Pflege…«, wenn die entsprechende Punktzahl der jeweiligen Prozedur in den Altersgruppen (Kleinkinder, Kinder und Jugendliche, Erwachsene) erreicht ist.«[25]

25 Pflegekomplexmaßnahmen-Scores für Erwachsene (PKMS-E), Kinder und Jugendliche (PKMS-J) und Kleinkinder (PKMS-K) zum OPS 2018

Der OPS 9-20 Schlüssel definiert die Punkte wie folgt:

9-200.0 37 bis 71 Aufwandspunkte
9-200.00 37 bis 42 Aufwandspunkte
9-200.01 43 bis 56 Aufwandspunkte
9-200.02 57 bis 71 Aufwandspunkte
9-200.1 72 bis 100 Aufwandspunkte
9-200.5 101 bis 129 Aufwandspunkte
9-200.6 130 bis 158 Aufwandspunkte
9-200.7 159 bis 187 Aufwandspunkte
9-200.8 188 bis 216 Aufwandspunkte
9-200.9 217 bis 245 Aufwandspunkte
9-200.a 246 bis 274 Aufwandspunkte
9-200.b 275 bis 303 Aufwandspunkte
9-200.c 304 bis 332 Aufwandspunkte
9-200.d 333 bis 361 Aufwandspunkte
9-200.e 362 oder mehr Aufwandspunkte

Die DIMDI gibt in der OPS 2014 Hinweise zur Pflegedokumentation zur Vermeidung eines unnötigen Dokumentationsaufwandes: »Die Gründe für hochaufwendige Pflege sind einmalig bei Aufnahme und bei Änderungen der Gründe zu erfassen. Das Vorliegen eines oder mehrerer Kennzeichen der Gründe bestätigt diese. Die Kennzeichen, die mit einem Komma verbunden sind, werden im Sinne einer »oder«-Verbindung ausgelegt. Nur wenn explizit ein »und« formuliert ist, sind beide oder mehrere Kennzeichen zu erfüllen. Die Pflegemaßnahmen, welche für den Patienten erbracht wurden und im Rahmen der PKMS-Aufwandspunkte anerkannt werden sollen, sind einzeln durch eine tägliche Leistungsdokumentation (mit Personen- und Kalendertagsbezug) nachzuweisen.«

Für diese tägliche Dokumentation kann man (gemäß DIMDI) eine elektronische Fassung oder auch papiergestützte standardisierte Vorlagen nutzen.

Tabelle 8: Beispiel einer täglichen Dokumentation

Leistungsbereich PKMS-E	1. Tag	2. Tag	3. Tag	4. Tag	5. Tag	6. Tag	7. Tag
A) Körperpflege	3	3	3	3	3	3	3
B) Ernährung	4	4	4	4	4	4	4
C) Ausscheidung	2	2	2	2	2	2	2
D) Bewegen/Lagern/ Mobilisation	3	3	3	3	3	3	3
E) Kommunizieren/ Beschäftigen	1	1	1	1	1	1	1
F) Kreislauf	2	2	2	2	2	2	2
G) Wundmanagement	2	2	2	2	2	2	2
H) Atmung	2	2	2	2	2	2	2
Gesamtsumme/Tag	19	19	19	19	19	19	19
Summe Aufenthalt	152						

5.2 PKMS statt üblicher Modell-Planung

Der PKMS sollte, auch wenn es eine Herausforderung ist, einfach und übersichtlich gehalten werden. Es ist also sinnvoll, bereits die Pflegeplanung auf die Bereiche des PKMS abzustellen. Anstatt an den üblichen Pflegemodellen nach Juchli oder Krohwinkel festzuhalten, sollten Sie die Planung zumindest auf Normalstationen auf die folgenden PKMS-Bereiche abstellen:

A) Körperpflege und Kleiden
B) Ernährung und Trinken
C) Ausscheidung
D) Bewegung und Lagerung (Mobilität)
E) Kommunikation/Kognition
F) Kreislauf für Patienten mit Hemi-, Para- oder Tetraplegie
G) Wundmanagement

Das folgende Formular zeigt Ihnen eine ausgefüllte Pflegeplanung, die an einen standardisierte PKMS gekoppelt ist.

Patientenaufkleber: *Musterfrau, Gerda*

Planung erstellt von: *Jutta König, 21.2.20..*

Bereich A) Körperpflege und Kleiden

Allergien gg. Pflegemittel

☒ **nicht bekannt** ☐ ja: ______

Wichtige Informationen/Wünsche/Gewohnheiten/Vorlieben/Bedürfnisse
gemäß Ehemann legt sie viel Wert auf gepflegtes Äußeres

Ressourcen des Patienten (Was kann er noch?)
Macht den Mund auf zur Mundpflege, hat eigene Zähne

Maßnahmen der Pflegekräfte (ggf. präzisieren)

☐ Teilhilfe Körperpflege ohne Erschwernis
☐ **A1:** Waschen mit Anleitung
☐ **A2:** Mehrfachwaschung erforderlich (**min 4x tägl., davon 2x Ganzkörper**)
☐ **A3:** therapeutisches Waschen nach Konzept
☒ **A4:** Waschen mit 2 Pflegekräften
☐ **A5**: vollständige Hilfe Körperpflege**, zzgl. atemst. Einreibung oder 4x spez. Mundpflege und 2x tägl An-/Auskleiden**
☐ vollständige Hilfe Körperpflege ohne Erschwernis
☐ Teilhilfe Mundpflege: ______
☒ vollständige Hilfe Mundpflege

G 1: Fehlhandlungen, Verweigerung:
☐ nein ☒ ja: *schreit und versucht gegenzuarbeiten, versteht Vorgang nicht*

G 4: Extremer Schmerz beim Waschen
☒ nein ☐ ja: ______

G 5: Positionswechsel im Bett nicht selbst
☒ nein ☐ ja, wegen: ______
oder: mind. 3 Zu-/Ableitende Systeme oder Spastiken oder Übergewicht BMI >35
☒ nein ☐ ja, welche: ______

G 7: Waschen mit 2 Pflegekräften
☐ nein ☒ ja, weil: *eine Pflegekraft muss sie beruhigen/ablenken*

G 9: Mehrfachwaschung
☐ nein ☒ ja (wegen starkes Schwitzen, einnässen etc.):
zieht Inkomaterial aus, schüttet sich Getränk über

G 10: Therapeutische Waschung
☒ nein ☐ ja: ________

G 11/A7: Vollständig abhängig mit Isolierung
☒ nein ☐ ja: ________

G 11/A6: Vollständig abhängig mit 8x tägl. Maßnahmen aufwendigen Tracheostomamanagements
☒ nein ☐ **ja:** ________

G 12/A8: 2x tägl. Ganzkörperwaschung mit An-/Auskleiden
☒ nein ☐ ja:

Folgende Prophylaxen sind erforderlich:

Intertrigoprophylaxe mit: ________ **Häufigkeit:** ________

Pneumonieprophylaxe mit: *Atemstimulierende Einreibung mit Fluid xy*
Häufigkeit: *3x tägl.*

Soorprophylaxe mit: ________ **Häufigkeit:** ________

Sonstige Prophylaxe bei der Körperpflege: ________
Häufigkeit: ________

Sonstige Maßnahmen bei der Körperpflege: ________

Problem (Warum muss der Mitarbeiter diese Maßnahmen übernehmen?) sowie evtl. Risiko eines Intertrigo (gefährdete Körperstellen genau benennen)
volle Übernahme der Pflege erforderlich, Patientin versteht nicht, was sie tun soll, Anleitung nicht möglich

Intertrigoneigung (Wundsein)
☒ nein ☐ ja, an folgenden Stellen: ________
(Prophylaxe siehe Maßnahme)

Problematische Haut bekannt
☒ nein ☐ ja, an folgenden Stellen: ________
warum, ________
(Prophylaxe siehe Maßnahme)

Pneumonierisiko bekannt
☐ nein ☒ ja, weil: *in Vorgeschichte Pneumonie bekannt*
(Prophylaxe siehe Maßnahme)

Soor/Parotitisgefahr bekannt
☒ nein ☐ ja, weil: ________
(Prophylaxe siehe Maßnahme)

Probleme der Mundschleimhaut
☒ nein ☐ ja: ______

Ziele (Was hat die Maßnahme für einen Zweck? Was ist realistisch erreichbar?)
Pneumonie vermeiden, gepflegtes Äußeres

Evaluation/Auswertung/Kontrolle/Ergebnis spätestens zur Entlassung

Datum	Bemerkungen	Handzeichen
25.2.20..	*Ist etwas ruhiger, aber Versorgung weiter wie oben beschrieben*	*JK*

Patientenaufkleber: *Musterfrau, Gerda*

Planung erstellt von: *Jutta König, 21.2.20..*

Bereich B) Ernährung und Trinken

Wichtige Informationen:

Allergien gg. Lebensmittel
☒ **nicht bekannt,** ☐ ja: __________

Wünsche/Gewohnheiten/Bedürfnisse
Isst laut Ehemann gerne Süßes

Ressourcen des Patienten (Was kann er noch?) und wie viel trinkt er am Tag und was wiegt er im Schnitt?
Isst und trinkt mit Anleitung

Therapie für Ess-/Trinktraining
☒ nein, nicht erforderlich ☐ ja: __________

Hochkal. Nahrung/Trinknahrung geordert
☐ nein, nicht erforderlich ☒ ja: *Trinknahrung xy wird angereicht bei Vorliegen Mangelernährung, BMI < 18*

Infusion zur Flüssigkeitssubstitution
☒ nein, nicht erforderlich ☐ ja: __________

PEG Ernährung
☒ nein, nicht erforderlich ☐ ja: __________

Parenterale Ernährung
☒ nein, nicht erforderlich ☐ ja: __________

Maßnahmen der Pflegekräfte (ggf. erläutern und präzisieren)
☐ **Teilhilfe orales Trinken:**
☒ **B1: vollständige Hilfe Trinken oral, mind. 9x tägl., Trinkmenge mind. 1000ml per Protokoll nachgewiesen**

☐ **Teilhilfe orales Essen:**
☒ **B1: vollständige Hilfe beim Essen oral, mind. 4 Mahlzeiten oder 9 Zwischenmahlzeiten, und 7x Trinken/Tag Menge 1500ml mit Protokoll nachgewiesen**
☐ **B 3: Anleitung mind. 4 Mahlzeiten und Transfer an den Tisch oder Aufsetzen bei Hemi-/Para-/Tretaplegie oder Anlegen von Korsagen/Orthesen**
☐ **B 4: Trink- und Esstraining nach individuell aufgestellter Maßnahmenplanung mind. 4x tägl. und detaillierter Protokollierung**
☐ **B 5: Bolusgabe mind. 7x tägl. mind. 100 ml/Bolus**

G 1: Fehlhandlungen, Verweigerung

☐ nein ☒ ja: *versteht nicht immer, wie der Vorgang Essen/Trinken geht, weiß nicht, was sie tun soll*

G 2: Verlangsamte Handlung (auch Bolusgabe)

☐ nein ☒ ja: *kann Aufforderung nicht Umsetzen, benötigt mehrfach Aufforderung*

G 5: Erschwernisse

☒ nein ☐ ja, welche (z. B. BMI > 35, fehlende Kraft, 3 zu-ableitende Systeme): __________

G 6: Isst im Bett (Tisch nicht mögl.)

☐ nein ☐ ja, weil: __________

G 8/B2: Kau-Schluckstörung mit Stimulation

☒ nein ☐ ja: __________

G 11: Abläufe nicht verstanden

☐ nein ☒ ja: *aufgrund demenzieller Erkrankung werden Handlungsabläufe nicht verstanden*

G 12: Vollständig abhängig

☐ nein ☒ ja, weil: *könnte sich selbst nicht ernähren, kann nicht selbst zugreifen, mehrfache Aufforderung notwendig*

Sonstige Maßnahmen: __________

Problem (Warum muss der Mitarbeiter diese Maßnahmen übernehmen?) sowie evtl. Risiken (Gewichtsverlust, kritische Trinkmenge)

G 10: Gewichtsverluste bekannt
☐ nein ☒ ja: *weil Nahrungsaufnahme durch demenzielle Erkrankung erschwert* (ggf. Assessment ausfüllen!)

Untergewicht (BMI 18,5) bekannt
☐ nein, Kunde wiegt im Schnitt ____ Kilo, trägt Konfektionsgröße *36*

G 10: Untergewicht (BMI 18,5) bekannt
☒ ja, (ggf. weil): *weil Nahrungsaufnahme durch demenzielle Erkrankung erschwert*

G 5: Übergewicht (BMI > 35)
☐ nein ☐ ja: ____________________

Kritische Trinkmenge bekannt
☒ nein, Patient trinkt im Schnitt > *1,2* Liter/Tag

Kritische Trinkmenge bekannt
☐ ja, Patient trinkt im Schnitt ____ Liter/Tag, weil: ____________________
(Protokoll ansetzen, Arzt informieren!)

Ziele (Was hat die Maßnahme für einen Zweck? Was ist realistisch erreichbar?)
Verliert nicht weiter an Gewicht

Evaluation/Auswertung/Kontrolle/Ergebnis spätestens zur Entlassung

Datum	Bemerkungen	Handzeichen
25.1.20	*Benötigt weiter viel Motivation zum Essen und viel Zeit*	*JK*

Patientenaufkleber: *Musterfrau, Gerda*

Planung erstellt von: *Jutta König, 21.2.20..*

Bereich C) Ausscheidung

Allergien gg. Materialien
☒ **nicht bekannt** ☐ ja: __________

Wichtige Informationen/Vorlieben/Wünsche/Gewohnheiten/Rituale/Wichtige Hinweise (nur in Bezug auf den Bereich Ausscheidung)
Keine Angaben

Ressourcen des Patienten (Was kann er noch selbst?)
Keine

Nutzung von sächlichen Hilfsmittel (Toilette, Toilettenstuhl, Steckbecken, Urinflasche, Lifter etc.)
Komplette Inkontinenz bei Urin und Stuhlgang

Stuhlgangfrequenz
☒ Nahezu tägl. ☐ 3–4x/Woche ☐ 2–3/Woche ☐ 1–2x/Woche

Katheter
☒ nein, ☐ ja, zuletzt gelegt: __________

Transurethral: __________ **sub. Pub.** __________
Verwendetes Material: __________ **Blockung:** __________

Stoma
☒ nein ☐ ja, folgendes: __________

Maßnahmen der Pflegekräfte (ggf. erläutern und präzisieren)
☐ **Teilhilfe Ausscheidung**
☐ **Vollständige Hilfe Ausscheidung**
☒ **C3: Volle Hilfe bei der Ausscheidung 4x tägl. und Fremdkatheterismus *oder* Ausräumen oder Kolonpassage oder mit 2 Pflegekräften mind. 1x tägl.**
☐ **Hilfe Steckbecken/Urinfl./Toilettenstuhl**
☐ **C1: Hilfe mit Transfer mind. 4x täglich**
☐ **C 2: Kontinenzförderung nach DNQP Standard, differenziert nachgewiesen mit Protokoll**

G 1: Fehlhandlungen durch den Patienten
☐ nein ☒ ja: *zieht sich Inkomaterial immer wieder nachts aus*

G 4: extr. Schmerz bei Ausscheidung
☒ nein ☐ ja: ______

G 5: Erschwernisse
☐ nein ☐ ja, welche (z. B. BMI >35, fehlende Kraft, 3 zu-ableitende Systeme):
______

G 6: Fehlende Mobilität zu Toilette
☐ nein ☒ ja, weil: *z.n. OSH*

G 9: Inkontinenz
☐ **unabhängig kompensierte Kontinenz**
☐ **abhängig kompensierte Kontinenz**
☐ **unabhängig kompensierte Inkontinenz**
☒ **abhängig kompensierte Inkontinenz**

G 10: Unselbstständig bei Ausscheidung
☐ nein ☒ ja, weil: *unfähig Toilette oder Hilfsmittel zur Ausscheidung selbst zu nutzen*

G 11: Ausgeprägte Obstipation
☒ nein ☐ ja, weil: ______

IKM Wechsel
☐ nein ☒ ja (was wie häufig): *Formalia woman Größe 5, 6–8x tägl.*

Folgende Prophylaxen sind erforderlich:

Intertrigoprophylaxe mit: ______ **Häufigkeit:** ______

Obstipationsprophylaxe mit: ______ **Häufigkeit:** ______

Sonstige Prophylaxe bei der Ausscheidung: ______
Häufigkeit: ______

Problem (Warum muss der Mitarbeiter diese Maßnahmen im Bereich der Ausscheidung übernehmen? Ggf. Verweis auf »G« Nummerns falls PKMS)
G 1 und G 10

Intertrigoneigung (Wundsein) Intimbereich
☐ nein ☐ ja an folgenden Stellen: ____________
(Prophylaxe siehe Maßnahme)

Obstipationsneigung bekannt
☒ nein ☐ ja, weil: ____________
(Prophylaxe siehe Maßnahme)

☐ Patient nimmt selbstständig Abführmittel
☐ Angehöriger verabreicht eigenständig Abführmittel
☐ Medikamente zur Obstipationsprophylaxe vom Arzt verordnet
☐ nein, ☐ ja, siehe Mediplan

Ziele (Was hat die Maßnahme für einen Zweck? Was ist realistisch erreichbar?)
Intakte Haut

Evaluation/Auswertung/Kontrolle/Ergebnis spätestens zur Entlassung

Datum	Bemerkungen	Handzeichen
25.1.20..	*Haut ist intakt, sonst keine Änderung*	*JK*

Patientenaufkleber: *Musterfrau, Gerda*

Planung erstellt von: *Jutta König, 21.2.20..*

Bereich D) Mobilität

Wichtige Informationen/Wünsche/Gewohnheiten/Bedürfnisse
Ehemann sagt, die Frau war immer aktiv gewesen und schon mehrfach zuhause gestürzt

Ressourcen des Patienten (Was kann er noch in Bezug auf Mobilität?)
Kann mit Hilfe stehen und im Zimmer gehen.

Nutzung von Hilfsmitteln (Wechseldruckmatratze, Rollator, Stock, Gehwagen, Lifter etc.) wie nutzt der Patient das Hilfsmittel, mit oder ohne Hilfe, sicher oder unsicher im Umgang mit Hilfsmittel?
Gehwagen mit Hilfe

Was übernehmen andere Berufsgruppen (Krankengymnastik etc.) oder Angehörige in diesem Bereich?
Physio im KH 1x tägl. verordnet

Maßnahmen der Pflegekräfte (ggf. erläutern und präzisieren)

☐ **D1: Lagerungswechsel (bzw. Mikrolagerung) mindestens 10x tägl. bedingt durch: ______________________________________**

☐ **D2: Mindestens 8x tägl. Lagerungs-/Positionswechsel und/oder Mobilisation, davon mindestens 4x tägl. mit 2 Pflegepersonen**

☐ **D3: Hilfe bei Mobilisation aus dem Bett mit zusätzlich erforderlichen Aktivitäten wie:**
- **aufwendiges Anlegen von z. B. Stützkorsagen/-hosen vor/nach der Mobilisation oder**
- **mindestens 4x tägl. Spastik des Patienten lösen und Anbahnung normaler Bewegungsabläufe durch Fazilitation, Inhibitation mindestens 2x tägl.**

☒ **D4: Aufwendige Mobilisation aus dem Bett und**

☐ **Gehtraining unter Anwendung von Techniken wie Fazilitation, Inhibitation, Kinästhetik oder**

☐ **Gehtraining nach verschiedenen therapeutischen Konzepten wie NDT, MRP, Bobath oder**

☐ **Gehtraining mit Gehhilfen wie Unterarmgehstützen, verschiedene Gehwagen**

Folgende Prophylaxen sind erforderlich:
Dekubitusprophylaxe mit: ____________ **Häufigkeit:** ____________
☐ **Umlagerung: wann wie oft?:** ____________
☐ **mit 2 Pflegekräften**
☐ **Positionswechsel (Mikrolagerung) im Bett**
☐ **Positionswechsel (Mikrolagerung) im Rollstuhl**
☒ **Sturzprophylaxe: (wie, was, wann, wie oft?):**
Erinnern nicht alleine aufzustehen, zu gehen, feste Schuhe mit Klettverschluss anziehen
☒ **Hilfe beim Transfer/Umsetzen**
☒ **Hilfe beim Gehen**
☒ **Thromboseprophylaxe**: *Beine herzwärts ausstreichen* **Kompressionsstrümpfe Größe:** *6*
☐ **Kompressionsverband: Art:** ____________
☐ **Kontrakturprophylaxe:** *bei Ausscheidung und Körperpflege Knie/Hüfte beugen strecken*, **Häufigkeit:** *3x hintereinander*

Sonstige Maßnahmen bei der Mobilität: ____________
Häufigkeit: ____________

Problem (warum muss der Mitarbeiter diese Maßnahmen übernehmen?) sowie Risiken (Pneumonie, Thrombose, Sturz, Kontraktur, Dekubitus,) Achtung!: gefährdete Körperstellen exakt benennen

____

G 1: Abwehr beim Lagern/Mobilisieren
☒ nein ☐ ja, wie folgt: ____________

G 1: **Hin/Weglauftendenz**
☒ nein ☐ ja, wie folgt: ____________

G 1: **Selbstgefährdung**
☐ nein ☒ ja, wie folgt: *versucht alleine aufzustehen, zu gehen, stark sturzgefährdet*

G 4: Extr. Schmerz bei Lagern/Mobilisieren:
☒ nein ☐ ja: ____________

G 5: Erschwernisse beim Lagern/Mobilisieren:
☒ nein ☐ ja, welche (z. B. BMI > 35, fehlende Kraft, 3 zu-ableitende Systeme):
____

G 6: Fehlende Mobilität (Transfer/Gehen):
☐ nein ☒ ja, weil: *z.n. OSH Faktur re., fehlende Kraft und Stabilität nach OP*

G 7: Prothesen/Orthesen untere Extremitäten
☒ nein ☐ ja, wie folgt: ____

G 10: Hohes Dekubitusrisiko
☒ nein ☐ ja an folgenden Stellen: ____
warum: ____

Thromboserisiko bekannt
☐ nein ☒ ja, weil: *Fehlende Bewegung/venöser Rückfluss gestört*
(Prophylaxe siehe Maßnahmen)

Kontrakturrisiko bekannt
☐ nein ☒ ja an folgenden Stellen: *Knie/Hüfte, weil Pat diese nicht ausreichend bewegt*
(Prophylaxe siehe Maßnahme)

Sturzrisiko erhöht
☐ nein ☒ ja, in folgender Situation: *versucht allein zu laufen, würde keine Schuhe anziehen*
(Prophylaxe siehe Maßnahme)

Beratungsgespräch zu folgendem Risiko *Sturz, Kontraktur und Thrombose im Beisein des Ehemanns* geführt am: *22.2.20..* Infobroschüre ausgehändigt am: *22.2.20..*

Ziele (Was hat die Maßnahme für einen Zweck? Was ist realistisch erreichbar?
Steht nicht allein auf, erleidet keine Sekundärerkrankungen

Evaluation/Auswertung/Kontrolle/Ergebnis spätestens zur Entlassung

Datum	Bemerkungen	Handzeichen
25.2.20..	*Ist bis dato nicht gestürzt*	*JK*

6 DIE ÜBERGABE

Die Übergabe ist ein Relikt aus der Zeit, als es noch keine Pflegedokumentation gab. Bis 1985 war die Pflegedokumentation in den alten Bundesländern nicht verpflichtend. Erst in jenem Jahr kam mit dem damals neuen Krankenversicherungsgesetz auch die Verpflichtung auf, die Pflege zu planen und die Leistungen zu dokumentieren. Bis dahin lief das meiste mündlich oder fand sich im Übergabebuch. Das Übergabebuch wie auch die mündliche Übergabe schienen lange Zeit unentbehrlich. Mittlerweile hat man verstanden, dass die Informationen in der Dokumentation zu stehen haben und nicht noch einmal in ein Übergabebuch geschrieben werden müssen.

Eine Übergabe ist somit heute lediglich eine Überlappungszeit zwischen zwei Schichten und erfolgt in der Regel nur in Krankenhäusern, teil- und vollstationären Einrichtungen. In ambulanten Diensten erscheinen die Mitarbeiter so unterschiedlich zum Dienst, dass ein Treffen mit Kollegen eher nicht möglich ist. Da muss also der diensthabende Kollege in die Dokumentation beim Patienten hineinschauen, um zu erfahren, was los war und ggf. zu tun ist. Für viele Pflegekräfte auf Stationen ist es allerdings unvorstellbar, die Informationen aus der Dokumentation zu entnehmen, anstatt sie direkt von den Kollegen zu hören.

Es geht auch ohne

Es gibt bereits Fachkräfte, die eine Übergabe als Verschwendung von Arbeitszeit ansehen. Denn all das, was in einer Übergabe besprochen wird, sollte in der entsprechenden Dokumentation stehen. Alles, was an Informationen weitergegeben werden muss, kann per Terminplaner, Reitersystem o. ä. erfolgen.

Diese Argumentation ist nachvollziehbar, aber nicht immer förderlich für die Gruppendynamik oder das subjektive Wohlbefinden der Mitarbeiter. Gleichzeitig klagen aber die meisten über fehlende Zeit für ihre Patienten oder eine schlechte Dokumentationsführung.

Was die Zeit angeht, so gibt es durchaus noch Ressourcen, die bislang unbeachtet geblieben sind. Eine bislang wenig beachtete Ressource ist das Ausdehnen von Pausen. Wenn drei Mitarbeiter fünf Minuten überziehen, sind das 15 Minuten Arbeitszeit, die dem Patienten oder der Dokumentation zugutekommen könnten.

Eine weitere Ressource ist die Zeit, die Kollegen mit dem Warten aufeinander vergeuden. Manche suchen ihre Kollegen, um in die Pause zu gehen. Manche warten, bis der Kollege seine Verrichtung beendet hat, statt schon vorzugehen. Kollegen werden für die Übergabe gesucht, statt dass man sich eine Dokumentation nimmt und dort gleich nachliest, Informationen einholt, bestimmte Dinge evaluiert.

Nicht selten ist allerdings zu Beginn der neuen Schicht die Dokumentation des vorhergehenden Dienstes noch gar nicht geleistet. Der Frühdienst trägt noch ein, während der Spätdienst bereits zum Dienst erscheint. Die Pflicht der zeitnahen Dokumentation lässt zwar grundsätzlich eine Dokumentation bis zum Ende der Schicht zu, es ist nur fraglich, welchen Sinn es hat, alles bis zum Ende aufzuschieben. Nicht selten haben Pflegekräfte Spickzettel in der Tasche, auf die sie die Vorkommnisse ihrer Schicht dokumentiert haben. Diese übertragen sie erst am Schichtende in die einzelnen Akten. Das ist eine Doppeldokumentation, die zusätzliche Zeit kostet. Einmal beim Eintragen auf den Zettel, statt direkt in die Akte und ein zweites Mal, weil man bei seinem eng beschriebenen Zettel oft rätseln muss, was da eigentlich steht. Würde man zeitnah dokumentieren, also z. B. die Akte mitführen, spart das Zeit. Wer Einträge unmittelbar dann tätigt, nachdem er beim Patienten war, spart gegenüber einer späteren Dokumentaton rund ein Drittel an Zeit ein.

Kurzum: Ich halte die klassische Übergabe für völlig überflüssig. In einer Übergabe wird häufig genau das besprochen, was in der Pflegedokumentation (insbesondere Pflegebericht/Verlaufsbericht) zu lesen sein sollte. Übrigens beweisen viele Träger, dass man sehr gut ohne Übergabe auskommt. Ich kenne einen Träger, der seine Mitarbeiter bat, in Arbeitsgruppen der Frage nachzugehen, wozu Übergaben notwendig sind und was passiert, wenn es keine mehr gibt. Die folgenden Zitate aus dem Alexanderstift sprechen Bände:

»Wie wir Übergaben wahrnehmen:
- Häufig wird über Dinge gesprochen, die nicht dokumentiert wurden.
- Es wird wiederholt über Dinge gesprochen, aus denen keine Maßnahme folgt und die schon mehrfach diskutiert wurden.
- Häufig dient die Übergabe nur zur Stillung des Kommunikationsbedürfnisses Einzelner.
- Dinge, die besprochen werden, sind häufig nicht wichtig, nicht mehr aktuell, gehören zum »Tagesgeschäft« und sind eigentlich nicht in besonderem Maße erwähnenswert.
- Die Leistungs-, Pflege- und Lebensqualität des Patienten und auch der Pflegeprozess stehen bei der Übergabe nicht im Vordergrund.
- Übergabe erfolgt bisher teilweise wenig strukturiert, wird häufig durch Störungen unterbrochen.
- Teilweise unsachliche Kommunikation (kann auch Anlass/Auslöser für Konflikte sein).«

Nach dem Abschaffen der mündlichen Übergaben hörten sich die Mitarbeiter so an:
- »Schriftliche Informationen selbst zu lesen kostet nicht mehr Zeit, sondern deutlich weniger.
- Man wird sich der Dokumentation bewusster, d.h. man dokumentiert Wichtigeres und Wesentlicheres.
- Man stellt fest: »Mensch, das liest ja (doch) jemand …«
- Man wird sensibilisiert für Unnötiges/Überflüssiges, Wiederholungen, Einträge ohne Erkenntnisgewinn.
- Eingesparte Zeit kann tatsächlich in Fallbesprechungen und für besondere Fälle eingesetzt werden.
- Fördert die Sicherheit im Umgang mit dem Pflegedokumentationssystem.«

Sie finden in Tabelle 9 Beispiele aus dem echten Leben. Auf der linken Seite lesen Sie, was bei der Übergabe besprochen wurde; auf der rechten Seite finden Sie die schriftliche Dokumentation – und (größtenteils) in den Klammern meine Anmerkungen. Sollten Sie je ins Krankenhaus müssen, was ich Ihnen nicht wünsche, seien Sie bitte immer aufmerksam, welche Infusion und Tabletten Ihnen verabreicht werden. Es gibt Statistiken, die von einer über 50-prozentigen Fehlerquote berichten (die zum Glück oft nichts Tragisches auslösen …).

Tabelle 9: Mündliche Übergabe vs. schriftlicher Dokumentation

Mündliche Übergabe	Dazugehörige Dokumentation
• Zi 201: Fr. B. wird am Ende besprochen, wurde umgeschoben • Zi 202: Laxans verabreicht, abgeführt, Bilanz 600 ml. • Erhielt Lasix, hat 10 cm Wunde am Unterarm, bitte anschauen und Bilanz weiter (Zu den Schmerzen der vergangenen Tage – s. Bericht – gibt es keinen Hinweis)	• Zi 202: Arztanordnung Flüssigkeitsbilanz. Eine Bilanz ist in der Doku nicht hinterlegt. Wunddoku hat keinen Verlauf, es werden keine Veränderungen eingetragen, nur die Wundbehandlung. Aus Pflegebericht kein Verlauf ersichtlich. • Am 3.12. heißt es in der Doku »stöhnt vor Schmerzen« im Frühdienst (kein Eintrag in Info an Arzt). • Spätdienst notiert »keine Besonderheiten«; der Nachtdienst schreibt: »stöhnt«. Auch hier kein Verlauf, keine Reaktion ersichtlich. • Auch kein Verlauf nach Rötung der Arme am 4.12. im Frühdienst. • Der Spätdienst schreibt etwas zum Essen und der Nachtdienst verabreicht ein Laxans. Was mit den Rötungen im Verlauf war, ist nicht erkennbar.
• Zi. 203: Fr. D.: Abstrich haben wir gemacht. Sie darf voll belasten, aber ich weiß nicht, ob der Arzt weiß, dass sie einen Haarriss hat. Sie bleibt mindestens 4 Wochen, oder auch länger. Der Neffe war da. (Davon findet sich kein Wort im Pflegebericht) • Dann reden mehrere Mitarbeiter durcheinander von dem Neffen vom Patienten in Zi 217 (Herr Sch.). Dort solle die Kleidung noch gerichtet	• Zi. 203: Fr. D.: Am 4.12 steht im Bericht, dass sie weiter Intertrigo in den Leisten hat. Verlauf nicht ersichtlich, Reaktion fehlt (Abstrich für was? In der Doku steht nichts!)

Mündliche Übergabe	Dazugehörige Dokumentation
werden; zwei Patienten sollen übers Wochenende umgeschoben werden. • Zudem fehlt 10erNaCL (Vom Intertrigo der Fr. D. in Zi. 203 wird nichts berichtet)	
• Zi 203: Fenster: Macht nach wie vor nicht mit und lässt sich nicht lagern	• Zi 203: lässt sich nicht immer lagern, (das steht aber nicht im Bericht. Ein Lagerungsprotokoll gibt es nicht.) • Wunddoku nicht differenziert und nicht systematisch. Einer schreibt was zur Rötung am Wundrand; andere gar nichts oder »unverändert«. Dass die Wunde eitriges Sekret aufweist, wird nicht besprochen
• Zi 204: EKG wurde gemacht und sie bekam Nitro. Sie hat keine Beschwerden. (ich hätte hier die Frage: Warum erfolgte dann EKG und Nitro?) • Der Mann macht alles für sie. • Die Ärztin hat Torem erhöht. (Die Hinweise aus der Doku werden nicht besprochen, u. a. Schmerzen auch in ärztlicher Doku, Druck im Brustkorb etc.)	• Zi 204: Arztanordnung Flüssigkeitsmenge mit max. 1,5 Liter Zufuhr. (Doch niemand dokumentiert, ob die Frau das selbst regelt, ob der Ehemann, der sich um alles kümmert, informiert ist oder wie man mit der Anordnung umgeht.) • Pflegebericht vom 30.11.: »klagt über Atemnot«, keinerlei Reaktion erkennbar, keine Arztinfo und kein Verlauf in den nächsten Schichten. • Am 28.11. erfolgt ein Bericht zu einem Sturz vom Vortag, als Nachtrag. (Das ist ungünstig, zumal man nicht erkennen kann, wann der Sturz geschah. Der Verlauf fehlt, wie ging es dem Patienten in der Folge?) • Das Gleich am 29.11.: Patient hat Rasselgeräusche und Atemprobleme. Auch hier kein Verlauf, nachdem der Arzt informiert wurde ist nicht ersichtlich, wie es weiterging.
Zi 205: Fr. B. wurde heute in die 205 verlegt, hat sich über ihre Nachbarin beschwert. Sie bekommt jetzt abends 14 i. E., das hat sich geändert.	Keine aktuellen Eintragungen, kein Hinweis auf die Insulinänderung, wer hat wann die Anweisung geben?

Mündliche Übergabe	Dazugehörige Dokumentation
Zi 205: Fr. Br. lehnt die Hilfe beim Waschen ab, sonst nichts Besonderes. (Nichts aus der Doku berichtet, z. B. dass heute Fäden gezogen wurden)	Zi 205: Fäden wurden gezogen, sieht gut aus
Zi 206: Ist vorgestern gekommen, keine Besonderheit (Aus der Doku oder zum Patienten wurde nichts berichtet)	Zi 206: Eintrag im Bericht: »Kann nicht allein zum Waschbecken gehen, ist sehr wackelig, RR 150/85«
Zi 207: Fr. M. hatte gestern im Spätdienst Durchfall, in der Nacht nicht, aber heute wieder zweimal (Von all dem steht nichts in Bericht. Auch von den Schmerzen der Frau wird nichts berichtet)	Zi 207: 2.12., 3.12 und 5.12 jeweils »Schmerzen, Valoron nach ärztlicher Anordnung« Kein Hinweis auf Durchfall, oder darauf, ob die Schmerzmittel überhaupt geholfen haben.
Zi 208: Fr. K.: keine Besonderheiten (Dem Bericht ist zu entnehmen dass am 2.12. das Dipiperon erhöht wurde wegen Schlafstörung. Dazu wird in der Übergabe nichts gesagt)	Zi 208: Fr. K., am 2.12.: »wieder Schlafstörung, Arzt hat heute Dipi erhöht«
Zi 208: Fr. Sch.: keine Besonderheit, wurde von Therapie rausgesetzt und sitzt noch. (Der Doku ist zu entnehmen, dass die Frau die letzten Tagen Schmerzen hatte, hiervon wird nichts berichtet)	Zi 208: Fr. Sch. am 5.12.: »immer noch Schmerzen, Therapie optimiert« Pflegebericht 4.12.,19:00 Uhr: »Schmerzen, hat Kontrakturen an beiden Beinen, muss Hilfe bekommen, muss rausgesetzt werden zu zweit«
Zi 209: Fr. B. wurde umgeschoben, Station unten (Begründungen von Verlegungen innerhalb der Station werden nicht genannt oder besprochen)	Kein relevanter Eintrag, der erkennen lassen würde, warum der Patient verlegt werden musste oder gar wollte
Zi 209: Hr T: Alles berichtet, was im Bericht steht (vom Zettel abgelesen). Alles einzeln vorgelesen, von Atemnot über RR, Arztkonsultation und Behandlung	Zi 209: identisch zum Vortrag

Mündliche Übergabe	Dazugehörige Dokumentation
Zi 210: Hr M. wurde gewogen, war zur Therapie. Ein anderer Kollege wirft ein, dass die Polizei wegen eines Diebstahls im Haus ermittle. Daraufhin reden alle durcheinander, teils auch belustigt wegen des Verhaltens des Patienten und seiner Angehörigen (Im Pflegebericht steht von all dem nichts. Über die Durchfälle wird bei der Übergabe nicht informiert, ebenso wenig, dass Proben genommen werden sollen)	210: Hr M.: im Bericht immer wieder Hinweise auf Durchfall in den letzten Tagen und dass eine Probe genommen werden muss. Ob das geschehen ist, ist der Dokumentation nicht zu entnehmen.
Zi 210: Hr O.: hatte Stuhlgang und Schmerzen, hat gut gegessen, RR wieder gut Von der Übelkeit, über die im Bericht geschrieben wurde, wird nicht gesprochen.	Zi 210: O.: am 3.12.: »weiterhin Übelkeit« (Kein Hinweis über Schmerzen und Stuhlgang, wie sie in der Übergabe berichtet wurden)
Störung der Übergabe: die Stationsleitung wird herausgerufen von einem Arzt, kommt kurz darauf zurück und fragt: »Wer war am Wochenende bei Fr. B.?« Betretenes Schweigen, bis jemand sich bekennt. Die Leitung fragt, warum das Hämatom am Rücken nicht bemerkt wurde, warum kein Arzt informiert wurde, warum nichts unternommen wurde und weitere Vorwürfe. Betretenes Schweigen aller Beteiligten. (Von all dem, was hier besprochen wurde, steht kein einziger Hinweis im Pflegebericht, keine Info an oder vom Arzt)	

Mündliche Übergabe	Dazugehörige Dokumentation
Zi 211: Fr. Sch.: hat Laxans bekommen mit durchschlagendem Erfolg. Die Klammer ist gezogen, nur noch ein Schutzverband nötig. Sie ist antriebsarm, der RR ist ok und sie trinkt wenig. (Die Hinweise im Bericht des Arztes über die Schmerzen oder die Rötung an der Ferse vom Wochenende werden nicht erwähnt)	Zi 211: Fr. Sch.: Im Arztbericht ist seit 1.12 von Schmerzen zu lesen. Im Pflegebericht steht dazu nichts. Verlauf fehlt. (Was ist aus der Rötung an der Ferse geworden, von der am Vortag berichtet wurde?)
Zi 211: Fr. S. verweigert die Nahrung. Ein Kollege sagt, »die will nicht mehr«. Der nächste Kollege stimmt zu. Eine andere berichtet von komischem Durchfall, der riecht. Fr. S. müsse zudem noch ihre Infusion haben. (Zum Hautdefekt seit Freitagabend kein Hinweis in der Übergabe, die Trinkprotokolle sind nicht verwertbar, mehr Lücken als Einträge)	Zi 211: Fr. S. Der Spätdienst notiert am 3.12. einen Hautdefekt, der verbunden wurde. (Hierüber ist weder der Arzt informiert, noch wird der Verlauf dokumentiert. Es ist auch nicht erkennbar welche Art Verband verwendet wurde. Es erfolgt zudem kein Hinweis auf Nahrungsverweigerung.)
Zi 212: Fr. M. hat gut geschlafen und gut gegessen. (Über die Schmerzen, die die Dame seit der Nacht am Bein hat, keine Information)	212: Fr. M. hat in der Nacht zweimal über Schmerzen im Bein geklagt, Schmerzprotokoll angelegt. (Darüber hat der Frühdienst nichts berichtet und was unternommen wurde, ist nicht dokumentiert)
Zi 213: Fr. S: gut geschlafen. RR ok, Puls 55, die Ärztin ist informiert. Sie sagt, das ist ok, sie kann nach Hause. (Von all dem steht nichts im Pflegebericht)	Zi 213: kein Eintrag
Zi 212: Entlassen	Entlassen
Zi 214: Fr. N.: hat zwei Wunden, eine an der Elle und eine am Unterarm. Ein Kollege sagt. »Beide sind geheilt, muss von zuhause sein, habe Wundsalbe drauf getan. Aber man muss schauen, wie es weitergeht.«	Zi 214: Fr. N.: Im Pflegebericht wird notiert: »Blase an der Ferse, Ferse freigelagert«

Mündliche Übergabe	Dazugehörige Dokumentation
(Im Bericht von gestern früh steht, dass die Frau einen Dekubitus, eine Blase, an der Ferse hat. Dies wird weder erwähnt noch in der Doku weiter verfolgt. Auch keine Info an Arzt und keine Wunddoku angelegt)	
Zi 214: Fr. B.: ist gestern gestürzt, hat ein riesengroßes Hämatom. Ein Kollege meint: »Das hätte man bei Spätdienst oder Nachtschicht gestern schon sehen müssen. Und 3-4 cm sind auch dick. Da muss man doch gucken, sie war Marcumarpatient. Die Ärztin ist informiert. Hat Thrombo-Salbe aufgetragen und Foto gemacht.« (Hierzu steht nichts in der Doku, was nachvollziehbar wäre)	Zi 214: Fr. B.: Im Pflegebericht vom 4.12.: im Spätdienst gestürzt, keine sichtbaren Verletzungen, keine Schmerzen 5.12. Nachtdiensteintrag: wurde mit Thrombo-Salbe eingerieben.
Zi 215: Fr. Kl: wurde gewogen. Nichts Besonderes. »Der Schutzverband, der Schwamm, ist abgefallen, hab ich neu gemacht. Der Urin ist jetzt wieder klar, kein Blut.« Ein Kollege fragt: »Was war denn da?« Der Dritte berichtet von – der so wörtlich – »Katheternummer vom Freitag«. »Der Katheter lag weiß ich wo, aber er war geblockt, dann hatte er Blut und Klümpchen, so Koagel halt.« (Hierzu keine schlüssige Dokumentation im Bericht)	Zi 215 Fr. Kl: Katheterthema vom Freitag nicht dokumentiert. Heute nur dokumentiert: »kein Blut mehr im Urin«, sonst keine verwertbaren Einträge
Zi 215: Fr. R.: hat Ausschlag am Rücken, an den Armen und Beinen und an der Brust. »Die Ärztin wollte schauen, hat Visite gemacht, aber ich weiß noch nichts.« (Im Bericht steht nur etwas vom Juckreiz. Nichts zu lesen von Ausschlag, kein Hinweis, wie es in der Nacht oder heute früh weiterging)	Zi 215: Fr. R.: Spätdienst vom 4.12.: »hat Juckreiz«

Klassische Übergaben sind also ein Stückchen »stille Post« wie in der nächsten Überschrift erläutert. Und auch wenn Sie sich beim Lesen der oben genannten negativen Beispiele sagen, »so schlimm ist es bei uns nicht«, werden Sie zustimmen, dass die Übergaben nicht immer professionell ablaufen, nicht alle Informationen weitergegeben werden und so manches untergehen kann.

Verlassen Sie sich nie auf die Übergabe, sonst sind Sie immer ein stückweit verlassen.

6.1 Das Phänomen »Stille Post«

Versuchen Sie mal, den folgenden Sachverhalt nachzuvollziehen: Ein Mitarbeiter kommt aus dem freien Wochenende montagnachmittags zum Dienst. Er soll nun vom Frühdienst alles erfahren, was seit Freitag los war. Nicht nur die Zu- und Abgänge, sondern auch die anderen Besonderheiten bei den Kunden.

Der Kollege vom Frühdienst hat aber nur Informationen über Ereignisse, die er selbst erlebt hat. Ansonsten baut er auf die Informationen, die er vom Nachtdienst am Morgen bekommen hat. Der Nachtdienst wiederum hat seine Informationen vom Spätdienst am Sonntagabend. Der wiederum bezieht sich auf die Infos des Frühdiensts am Sonntag usw. Am Ende spielen alle »Stille Post« und es herrscht mitunter gefährliches Halbwissen.

Machen Sie einen Selbstversuch

Setzen Sie sich an einem Tag in eine Übergabe und notieren Sie stichpunktartig mit. Vergleichen Sie dann bei der nächsten Übergabe, was von der Übergabe des Vortages hängen geblieben ist. Vermutlich nicht einmal 15 %.

Verlassen Sie sich nie auf eine Übergabe. Es kann Ihnen durchaus passieren, dass Sie am Ende der Schicht zufällig etwas in der Dokumentation lesen, was Ihnen bei der Übergabe nicht erzählt wurde. Jede Pflegekraft kennt diese Momente: Da fällt einem auf dem Nachhauseweg noch etwas ein, das man hätte übergeben sollen. Also greift man kurzerhand zum Telefon.

Was aber passiert, wenn im Pflegebericht »Rötung an der rechten Ferse« steht? Wenn Sie diesen Eintrag nicht zu Dienstbeginn gelesen haben und Ihr Kollege davon bei der Übergabe nicht berichtete, sind es im Schadensfall Sie, die haften!

Nehmen wir an, dass Sie den Patienten am Abend versorgen. Sie assistieren ihm bei der Ausscheidung und richten das Bett. Sie inspizieren aber die Fersen nicht, denn die Rötung ist Ihnen ja nicht bekannt. Am Schichtende zeichnen Sie die erbrachten Leistungen ab und – weil bei Ihnen in der Schicht nichts los war – tragen Sie auch nichts in den Pflegebericht ein. Das Gleiche widerfährt dem Nachtdienst, dem Sie natürlich ebenfalls nichts von der Ferse erzählt haben. Sie wissen ja immer noch nichts davon, weil Ihnen noch niemand etwas darüber erzählt hat. Der Nachtdienst verrichtet seine Arbeit, quittiert Leistungen, trägt aber nichts in den Pflegebericht ein, denn »es war ja nichts in der Schicht«, oder der Nachtdienst trägt ein »Patient hat bei den Kontrollgängen geschlafen.«

Am nächsten Tag in der Früh wird der Patient gewaschen. Die Kollegin sieht eine Blase oder offene Haut, der Patient hat einen Dekubitus. Da Sie den Patienten am Vortag versorgt haben, würden Sie ggf. zur Verantwortung gezogen werden, ebenso wie der Nachtdienst. Und das nur, weil Sie nicht den Pflegebericht lasen, sondern sich auf die Übergabe verließen.

Fazit

Zeichnen Sie niemals eine Leistung ab, ohne einen kurzen Blick in den Pflegebericht geworfen zu haben. Dieser Blick kostet fünf Sekunden, hilft aber allen.

Jetzt werden sicherlich einige von Ihnen um die Übergabe und den Informationsaustausch bangen und befürchten, weiteren Sparzwängen zum Opfer zu fallen. Aber Sie fürchten sich ohne Grund. Die Zeit für die (bisherige) Übergabe lässt sich anders nutzen: zum Lesen der Dokumentation jener Patienten, die Sie in Ihrer Schicht hauptsächlich versorgen werden. Für das Lesen von 20 Akten genügen im Schnitt zehn Minuten, denn nicht in jedem Bericht muss man mehrere Sätze lesen, in 70 % der Fälle gibt es nichts Relevantes zu berichten. Nach dem Lesen sollten Sie dann die Zeit für Fallbesprechungen nutzen. Es gibt sicher jeden Tag einen Fall zu besprechen.

LITERATUR

Ärztekammer Sachsen-Anhalt (2010). Auszug aus der Berufsordnung der Ärztekammer Saschen-Anhalt. Im Internet: http://www.aeksa.de/10arzt/70themen/040aufbewahrungsfristen/index.html [Zugriff am 08.10.2014]

Böhme, H. (1991). Das Recht des Krankenpflegepersonals Teil 2: Haftungsrecht. 3. Auflage. Stuttgart, Kohlhammer

Böhme, H. (1992). Pflege auf dem Prüfstand. Rechtsgutachten für die Senatsverwaltung Berlin

Böhme, H. (1999). Rechtshandbuch für Führungskräfte in Pflegeeinrichtungen. Augsburg: WEKA MEDIA

Brenner, G. (1992). Rechtskunde für das Krankenpflegepersonal. 5. Auflage. Stuttgart: Fischer

Deutsche Krankenhausgesellschaft (1985). Grundsätze für Anforderungen an die patientenbezogene Pflegedokumentation in Krankenhäusern

Deutsche Krankenhausgesellschaft et al. (2004). Gemeinsame Empfehlungen zum Prüfverfahren nach § 17 c KHG

DNQP (2009). Expertenstandard Pflege von Menschen mit chronischen Wunden. Osnabrück

DNQP (2010). Expertenstandard Dekubitusprophylaxe in der Pflege. 1. Aktualisierung. Osnabrück

DNQP (2013). Expertenstandard Sturzprophylaxe in der Pflege. Osnabrück

Grimm, N. (2010). Die Pflegedokumentation aus Sicht der Pflegekräfte. Eine qualitative Studie. Im Internet: http://edoc.sub.uni-hamburg.de/haw/frontdoor.php?source_opus=1113&la=de [Zugriff am 19.09.2014]

Großkopf, V. (1994). Fehlinjektionen. In: Pflegezeitschrift 10/1994. Stuttgart: Kohlhammer

Hahn, B. (1981). Die Haftung des Arztes für nichtärztliches Hilfspersonal. 1. Auflage. Königstein/Ts.: Athenäum

Höfert, R. (1997). Pflegende mit Sicherheit im Recht? In: Heilberufe 2/1997. Heidelberg: Springer

Juchli, L. (1994). Pflege. 7. Auflage. Stuttgart: Thieme

Kampmann, A. (1996). Weisungsgebundenheit oder Arbeitsverweigerung? In: Pflege aktuell 6/1996

Klie, T. (1996). Rechtskunde. 5. Auflage. Hannover: Vincentz

König, J. (2013). Was die PDL wissen muss. 5. Auflage. Hannover: Schlütersche

Landespflegeausschuss Niedersachsen (2004). Grundprinzipien und Leitlinien der Pflegedokumentation. Empfehlung des Landespflegeausschusses gemäß § 92 Abs. 1 Satz 2 SGB XI vom 28.10.2004, Hannover

Medizinischer Dienst des Spitzenverbandes Bund der Krankenkassen e.V. (MDS) (Hrsg.) & GKV-Spitzenverband (2014). Qualitätsprüfungs-Richtlinien, Transparenzvereinbarung – Grundlagen der Qualitätsprüfungen nach den §§ 114 ff SGB XI in der stationären Altenpflege. Essen

Reimer, W. (1995). Pfleglicher Umfang mit dem Recht.(1. Auflage. Ulm: Universitätsverlag

Roßbruch, R. (1998): Die Pflegedokumentation aus haftungsrechtlicher Sicht, in: PflegeRecht 1998, 126 ff. Neuwied: Luchterhand

Roßbruch, R. (2010). Handbuch des Pflegerechts. Bd.3, C. 46, 5. Neuwied: Luchterhand

Schell, W. (1995). Injektionsproblematik aus rechtlicher Sicht. 4. Auflage. Hagen: Brigitte Kunz

Schell, W. (1998). Arbeits- und Arbeitsschutzrecht für die Pflegeberufe von A bis Z. Hannover: Schlütersche

Schell, W. (2014). Die Delegation von ärztlichen Aufgaben ist grundsätzlich schriftlich zu fixieren. Im Internet: www.wernerschell.de/Rechtsalmanach/Diagnostik%20und%20Therapie/delegation_von_aerztlichen_aufgaben.php

Schneider, A. (1994). Rechts- und Berufskunde für die Fachberufe im Gesundheitswesen. 4. Auflage. Berlin: Springer

REGISTER

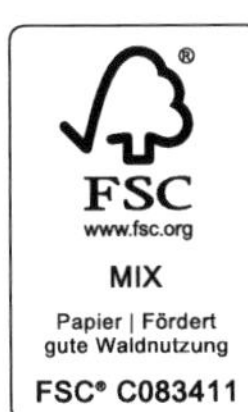

Zeitfracht Medien GmbH
Ferdinand-Jühlke-Straße 7
99095 Erfurt, Deutschland
produktsicherheit@kolibri360.de